后浪出版公司

我的脑袋里有个雷达

THE SPACES BETWEEN US

A Story of Neuroscience, Evolution, and Human Nature

人脑如何演化出神奇的空间监测系统

Michael S. A. Graziano

[美] 迈克尔·S. A. 格拉齐亚诺 著　张岭 译

海峡出版发行集团 | 福建教育出版社
THE STRAITS PUBLISHING & DISTRIBUTING GROUP

谨以此书献给格罗斯实验室，那是我们众人成长的地方。

术语注释

近体神经元是大脑中专门监测身体周围空间的细胞。它们与盖革计数器[1]类似，一旦有目标进入安全边际，就会变得活跃起来，并能辨析其位置。神经元可以通过视觉、听觉、触觉，甚至通过记忆目标在黑暗环境中的位置，探测到入侵目标。

在20世纪60年代发表的心理学文献中，个人空间（personal space）指的是身体周围的社交安全缓冲区，它的大小会依据焦躁程度、社会地位以及其他因素发生变化。

在过去的数年间，研究人员已经认识到，在心理学范畴的个人空间与大脑的近体神经元之间，存在着异常紧密的联系，同时，它们与我们的日常行为之间也有着千丝万缕的关系。

---

[1] Geiger counter，又叫盖革-米勒计数器（Geiger-Müller counter），是一种用于探测电离辐射的粒子探测器，被广泛运用于核物理学、粒子物理学、医学以及工业领域。（若无特殊说明，本书脚注均为译者注。）

目 录

第一章
第二皮肤

我们每个人都被包裹在一个透明的空间泡泡之中保护起来。你可以给它起各种名称，诸如个人空间、安全边际、口臭区、缓冲区等，它就像力场一样被我们频繁启动。这种空间泡泡是分层的，其中一些就像紧身衣裤那样紧贴我们的皮肤，另一些则如同远离视线的防疫隔离帐篷。我们的大脑中存在着精密的网络，时刻监控这些起保护作用的泡泡，调节身体做出时而悄无声息、时而迅捷异常的反应，将危险弭除。当你在杂乱无章的房间穿行时，能够在一堆家具中进退自如；在大街上，当一只鸽子猛地朝你扑过来时，你能灵活地闪身躲开；在众人之中，你离老板总是比离朋友更远一点，但与爱人又总是特别靠近。个人空间通常隐藏在我们的潜意识中，偶尔会露出水面，对我们生活的方方面面持续产生影响。

在本书中，我要讲述一个有关个人空间的故事。与之相关的初期观测距今已有几百年之久，本书就从那时开始讲起，一直讲到目前正在进行的神经科学实验。在本书的第一部分，我会先介绍一下20世纪初期的科学家如何对斑马、鸟类、法国人、美国人，以及其他颇具特色的生物进行一系列观测。他们的调查通常丰富多彩，偶尔也颇为骇人，却由此诞生了关于人类如何管理自身相邻空间的基本思想。

接下来，我会讲述神经科学家（包括我本人在内）如何发现了大脑中那令人震撼又臻于完美的机制。正是它监控我们的个人空间，协调我们的行动，引导我们远离危险。在脑科学领域，有关个人空间的理论是最美丽、最简单的故事之一，也是目前研究得最为深入的内容之一。

其余各章则介绍了这层无形的第二皮肤如何对我们生活中的各个方面造成影响。我们的个人空间是以某些手执工具为中心铺展开的，例如叉子或者高尔夫球杆。如果我们无法在自己的轿车周围扩展出安全边际，那么无人能够通过驾驶考试。在聚会中，人们彼此靠拢站立的方式，取决于个人空间带来的下意识的规则。时尚杂志上，一位模特摆出造型，只见她的头部微翘，露出修长的颈部，似乎是在直白地告诉大家："我将自己的颈动脉袒露无遗。看到了吗？在你们面前，我不设任何防御。"即使是一抹微笑，也可能演化自一种纯粹防御性的退缩，它似乎是在告诉对方："您比我强大，我绝对不会对您构成威胁！"通过这些以及其他方式，隐藏在个人空间背后的故事将人类大脑的特定机制与日常生活中的心理活动、人们的社交行为，以及诸如面部表情和工具使用等最具人类特征的演化过程联系在一起。

本书的最后一章讲述了一个私人的故事。一旦这种无形的第二皮肤消失不见，就会造成灾难性的后果，并波及生活中的各个方面。我从我的儿子身上真切地感受到这一点，他从出生起就在空间处理和动作协调方面存在一些细微的障碍。这看上去似乎不是什么大问题，通过物理疗法很容易就能克服，实际上却带来了严重的伤害，小学时的经历几乎让他彻底崩溃。如果个人空间遭到破坏，患者就无法和外部世界形成恰当的互动。无论是坐在桌旁，还是拿起铅笔，或是和一群孩子玩捉人游戏，判断在教室中与他人应该保持的正确距离等，所有这些寻常的活动能力都会受到影响。老师们因他奇怪的行为举止而备感困惑，随即开始排斥他，甚至试图将他赶出校园。我们被迫走上法庭，证明他患有残障，但只要加以特殊干预就能有所缓解。尽管我研究个人空间已有多年，但是，直至通过这种令人惊惧的个人经历亲自感受到它，我才有了真正的理解。个人空间并非一个抽象的科学名词，而是客观真实的存在，它渗透到我们生活中的每个角落。

无论你是学生、父母，还是一位科学家或生活哲学家，只要你对个人空间的问题感兴趣，本书一定会对你大有裨益。在假设读者没有任何专业背景知识的前提下，我已竭尽全力将相关内容阐释清楚。我想写一个任何人都会感兴趣的故事。同时，我并没有因此简而化之。在科学故事中，只要能够叙述清楚，趣闻和纠葛通常是最有趣的部分。因此，我希望本书不仅能对从事神经科学研究的同行有所帮助，也能让其他人开卷有益。神经科学是一门蓬勃发展并已取得惊人进展的科学，普通大众却对此所知甚少。我创作本书的目的就是带大家领略这一领域蕴藏的丰富宝藏，了解它与我们的生活是如何休戚相关的。

第二章

令人震惊的发现

假设现在是20世纪20年代，而你是一位参加过第一次世界大战的退伍老兵，正住在德国的精神病院里遭受当时人们口中的"炮弹休克症"（Shell Shock）的折磨。有人将你带进一间检查室，汉斯·施特劳斯博士（Dr. Hans Strauss）[1] 正在那里等你，他以一种和蔼而令人安心的方式迎接你。他的助手用一架手持电影摄像机将你们的这次会面记录下来。为什么会有人拍下检查的过程？对此，你一无所知。没人向你解释过此行的目的。当你站在这位平易近人的施特劳斯博士面前时，藏在一旁的第二位助手悄无声息地来到你的身后。他握着一把手枪，将它紧贴你的脑后，然后对着天花板放了一枪。你那极度震惊的反应被拍摄下来，施特劳斯博士获得了他需要的数据。"谢谢你的参与。现在，你可以走了。"

这些参加实验的人，有时是一些住院的退伍军人，有时则是一些患有其他精神疾病的病人；有时他们中的一些人有活动障碍，另一些则是从大街上找来的普通人：男人、女人，甚至还有孩子。无论受试者是何人，施特劳斯博士感兴趣的都是他们在面对枪声这一听觉上的惊吓时产生的第一反应。这一切都发生在几分之一秒内，如此迅速，以至于在这些实验之前，无人知晓它们的性质。伴随着一声巨响，我们通常都会吓得跳起来，也许还会放声尖叫，转过身去看看到底发生了什么，但这些反应都很缓慢。在位于脑干的那些简单回路中，存在着更为迅捷、更为基础，同时也更为本能的反应。

惊恐并不是一种情绪上的反应。在我们流露出情绪前，惊恐便已经乘虚而入。它的速度如此之快，甚至在声音传出的几分之一秒前，就能让受试者的脸上出现毛骨悚然的神情。他们并非真的具有绝地武士①那样的能力，能够预知未来即将降临的危险。之所以会出现这种奇特无比、先知先觉的神情，是因为在人脑那些迟缓而复杂的处理系统对声音做出反应之前，反射（reflex）就已经被触发了。事件发生之后，人类的感知会滞后至少十分之一秒，而与之相比，惊跳反射（startle reflex）则快上十倍。

在不同患者身上，反射的强度各不相同，有时似蜻蜓点水，有时如雷霆暴击，但是，反射的大体形式惊人的一致。施特劳斯博士称之为"恐惧"（das Zusammenschrecken）。[1] 这是一个德语单词，翻译过来大概就是"浑身缩成一团"，这种描述可以说相当准确。恐惧时患者身体紧缩，脊柱向前弯曲，膝盖打弯，下颌内收，双肩耸起，两手前抓，脸部极度痉挛以至眼睛歪斜，眼部皮肤随之皱成一团，同时牙齿外露。

构成这副尊容的每一种表现，都能起到有效的保护作用。

———————————

① 绝地武士（Jedi）是电影《星球大战》中的一群武士，他们本领高强，具有超自然能力。

这是在大脑计划好面临危险该如何行动之前，人体所设置的第一道防线。难道我们还需要等上几毫秒，直至脑回路弄清楚威胁来自何方、到底是些什么东西在攻击自己，或者分辨这到底是不是假警报吗？瞬息之间，惊跳反射就已经将你置于大体安全的境地。

从统计学意义上来讲，食肉动物在猎杀其他动物时会直接向对方的咽喉发起攻击。因此，反射的有效应对方式之一，就是在垂下头部的同时抬起肩膀。面临攻击时，蜷成一团会让你成为更小的目标；伸出手臂盖在腹部，可以保护柔软的肚腹和脆弱的双手。但反射最快且最一致的表现之一，就是蹙成一团的面部。面部肌肉以恰当的方式痉挛，使眼周的皮肤皱起，形成一个保护垫。这些最基本的防护措施已经深深地镌刻在我们的大脑深处。

在现代人看来，施特劳斯博士的实验简直惨无人道。人们会忍不住担心，受试对象们在这些实验中遭受了怎样的痛苦？难道他认为自己的所作所为是治愈创伤后压力综合征（post-traumatic stress disorder）的正确方法？难道这样做会改善医患之间的信任关系？难道他认为用手枪在一位小姑娘脑后轰鸣，然后仅凭一块糖就能让她神色如常？就算不考虑其他后果，倘若同样的事情发生在今天，他也会因损害他人听力而遭到起诉。他的这些实验在早期不受道德委员会约束的时代相当典型——简单直接，提供丰富的有用信息，但或许永远都不该做。尽管如此，它们的确奠定了相关问题的科学基础。以此为起点，人们开始研究大脑如何在身体四周形成安全缓冲区。

20世纪30年代，卡尼·兰迪斯（Carney Landis）和威廉·亨特（William Hunt）这两位美国研究者对惊跳反射进行了一番科学研究。[2]他们重复了枪击实验，证实了施特劳斯的观察结果。他们还针对"15名女性受试者"进行了一些其他的刺激实验，但对这些受试者的情况没有具体说明。他们向受试者两块肩胛骨间的位置喷射冰水，电击她们的手掌，针刺她们的大腿，突然打开闪光灯或者鸣响汽车喇叭。每一次，这类刺激都在没有任何警告的情况下突然发生。例如，女士们正按照指示抓着某件设备，紧接着，一股电流骤然通过这件设备。有时，一个人会来分散她们的注意力，另一个人（也许正躲在桌子底下？）则猛地用图钉扎她们的腿。我猜测，这些实验之所以只敢选择女性受试者，或许是怕男性受试者在遭受同样的待遇时会把他们揍得满地找牙。在这些实验中，受试者有时会出现惊骇反应模式，但对枪声之外的其他刺激，她们的表现显示出较低的一致性。这大概是因为与在耳畔炸响的刺激相比，受试者在身体上受到的冒犯在程度上不可相提并论。枪声几乎是在一瞬间就达到了最大分贝，与此同时，大脑的听力系统能在几微秒内完成信息处理，比其他任何感官系统的速度都快得多。这或许也就解释了为什么在比赛中发令枪的效果显著，而其他方式，比如发令闪光灯或者发令针刺的作用却极为有限。

听觉上的惊跳反射是自我保护机制中最纯粹、最直接和最原始的部分。除此之外，大脑中其他更为复杂的保护机制均位于惊骇通路的上游，人们很难对其进行研究。惊跳反射在科学概念上简单明了，又有丰富的细节，因此成为心理学家和神经科学家热衷的研究对象。它是一个完美的模型系统。

在施特劳斯实验完成后的数十年间，研究人员在人类、老鼠、猫（正如所有猫主人都知道的，猫有明显的惊跳反射）以及其他动物[1-5] 身上得到了诸多细节上的发现。惊跳反射贯穿大脑底部一些最为原始的神经通路，来自身体感官的信息直接进入脑干密集的神经网络，该网络的专业术语是"脑桥网状结构"（pontine reticular formation）。[3-5] 它有着古老的演化谱系，大概可以上溯到5亿年前。该网络可能具有多种功能，其中至少有一种是负责协调惊跳反射的。从感官接收信息到身体做出行动，这之间的过程如此直接，以至于当巨大的声响爆发后仅百分之一秒，眼周的肌肉就做出了反应。这一模式异常高效，对于人类的生存至关重要。

　　研究惊跳反射的最佳方法就是将其拍摄下来，然后一帧帧地逐一观看记录下来的内容，正如一个世纪以前施特劳斯做过的那样。[1] 21世纪初期，当我的实验室开始研究保护性反射（protective reflexes）时，录影机才问世不久，实验室因此变成了一处危机四伏的场所。研究生们躲在某个隐蔽的角落，然后像速龙①一样突然尖叫着冲出来。有一次，我被一团湿纸巾击中，与此同时，有人正偷偷地拍摄我的反应。各式各样的塑料虫子，以及一对剥了皮的猴子胳膊被四处乱丢，它们最常见的去处就是放午餐的冰箱。我承认，我曾从解剖课上拿走一枚母牛的眼球，用锡纸包好后冒充松露巧克力送给了一位同事。可惜的是，我没能将这块"牛眼松露"重见天日的那一刻拍摄下来，但我的确听到一声尖叫从他的办公室一路响彻整个楼道。在这里必须要承认的是，这些"实验"的动机并非每次都出于科学上的好奇心。

　　同时，我们对自己的研究也只是一知半解。但有的时候，

---

① 一种体形较小的食肉恐龙，善于奔走，因电影《侏罗纪公园》而为人所熟知。

科学家们过于注重数据和程序，反而忽视了受试者整体的表现。要想深入了解受试者的面部表情，没有什么方法比透过慢镜头回放观看某位同事纵声尖叫更有效了。

如果将惊跳反射的过程用若干帧静止画面展现出来，可以发现两个最显著的特征：眼周皱缩的皮肤，以及闪闪发亮的牙齿。反射出现时，上嘴唇向上扯起，上排的牙齿因此显露无遗，这使脸部似乎闪过一道白光，乍看起来，像是一抹转瞬即逝的微笑或者大笑。

对于惊跳反射时人们会露出自己的牙齿，背后的原因引发了诸多猜想，其中，最主要的观点认为这是为了撕咬对方。假如有人要对你发动攻击，展示你的利齿会是一个好的防御方法吗？如果仔细观察受试者的面部活动，特别是对其面部肌肉的活动进行测量，你会得出完全不同的结论。当你露齿大嚼汉堡包时，需要调动嘴巴周围的肌肉群。与此形成对比的是，惊跳反射调动的肌肉位于眼周以及脸颊处：前额低垂，脸颊翘起，连带着上唇上扬。如此这般的结果，就是眼睛被脸部肌肉和皮肤的褶皱保护了起来。

如果你曾在夏天从幽深昏暗的房间走出来，瞬间置身于阳光灿烂的室外，你就会明白我的意思。在那一刻，你的整个面部会蹙成一团，浮现出一抹"阳光微笑"，或者一副"阳光鬼脸"。此时你的上齿暴露，脸颊耸起，眼周皮肤皱缩起来护住双目，以免遭受过强光线的直射。你并不准备咬什么东西，这副假笑不过是为了保护你的双眼。

人们常说，眼睛是心灵的窗户。但是，如果你仔细思考这句话，就会发现眼球本身并不是什么窗户。如果忽略面部其他特征，而只关注一对眼球，根本看不出太多的内容。我猜，你会注意到眼睛盯着的方向，以及瞳孔扩张的程度，这些信息会反映出对方的心理状态。但是，此类信息极为有限。实际上，要想读懂一个人，出现在对方眼周的任何信息都会大有帮助。心灵的窗户传递给我们的信息，包括时而眯成一条缝、时而又睁得大大的眼睑，活泼好动、富有表现力的眉毛，鼻翼或者鼻梁处细小的皱纹，以及上扬的双颊，它们全部能够反映出我们内心的紧张和放松。

如果你询问任何专业的肖像画家（我之所以会对此略知一二，是因为我曾尝试学习艺术，但最终以失败收场），你都会被告知，尽管眼睛是人物肖像中最重要的部分，眼球本身却并非绘画关注的焦点，它们只是带有黑点和反射的黑白色椭圆。人物的情绪体现在眼球周围的所有细微之处，这才是画家面临的挑战。

这些心灵的窗口能够如此准确地反映出惊跳反射，可能并非什么巧合。惊骇有一种传递个人信息的副作用，但与自我保护并无关系。原因在于，惊跳反射主要受到个人的内在情绪以及专注状态的影响。反射的过程迅捷无比而且简单直接，主要依赖大脑中最原始的神经路径，而此时大脑还没来得及产生更高层次的思想或者情绪。毋庸置疑，遍布大脑的神经网络对反射依然存在影响。情绪、思想、注意力和期望通过大脑皮层回路或皮下回路的处理，到达脑桥处的网状结构，进而影响到惊跳反射。[3-10] 相应地，你的惊跳反射会在每个旁观者眼中显露无遗。

例如，惊骇会受到焦躁情绪的影响。在实验中有一种让人产生焦虑的方法，即周期性地电击受试对象。当你正惶恐不安地等待着下一次电击时，突然耳边出现一声巨响，这时你就会产生特别显著的惊跳反射。[11]

即使是某些较弱的刺激物，例如一股令人作呕的臭气或者几张使人不快的图片，一旦让你感觉难受，你的惊跳反射也会变得强烈起来。[12-14]焦虑症患者会表现出明显增强的惊跳反射，[8-16]他们确实更加焦虑不安，这或许就能解释为什么施特劳斯的经典实验能够从那些精神病人身上获得如此清晰的结果。[1]他很有可能从受试者那里观察到了明显的反应。

事实上，你所呈现的惊跳反射容易受到内在情绪和思维的影响，而这种敏感性会造成显著的结果，正是生物学家会喜欢的那种演化突变类型之一。很有可能，对你的惊跳反射进行观察的家伙，能由此深入了解你的内在状态。你是自信满满还是忧心忡忡？你是否已经对可能的攻击准备充分？或者对近在眼前的危机毫不在意？你对周围的人是尽在掌握还是心生畏惧？一根树枝折断的声音传入你的耳中，或者突然一只小飞虫落在你的后脖颈上，你会做何反应？你蜷缩身体的程度，特别是你脸上呈现出的何种程度的惊跳反射，例如眼部周围是否出现皱纹，是否扯起上唇并露出牙齿——这些身体的反应均能够向观察者传递出你主要的心理活动。为了收集所需要的信息，攻击性强的人可能向你步步逼近，甚至大声咆哮，从而探查到你的惊跳反应。

因此，惊跳反射并非仅仅只保护你的身体，它也会向外界泄露你内心的状态。同时，因受惊而引起的行为并不细微，通常情况下，它们都是显而易见的。这就如同你在自己的头上安装了一个霓虹灯广告牌，还不能拔掉这块牌子的电源。但仅仅为了防止暴露自己的弱点就消灭惊跳反射，绝不是什么安全之策。

生存需要惊跳反射，而且这种惊骇还是一种可以加以利用的数据。

当然，惊跳反射本身不是一种社交表情。它并非嫣然一笑或者放声大笑，也不是眉头紧皱。它只是一种历经演化而留存至今的反射，能够保护我们的身体，特别是眼睛。但是，它会以最原始的方式向外传递我们心理活动的信息。经过不断演化，惊跳反射会触发一场新的社交信号的爆炸。要做到这一点，你仅需要一个有着足够脑容量的造物，让它去观察他人，特别是他们的眼睛，捕捉其中任何紧张或行动的苗头，然后利用这些截获的信息来决定自己下一步的行动。

这种情形让我想起了扑克游戏，玩家时常会有些小动作。例如，有些玩家在感到紧张的时候，会不自觉地啃指甲或摸鼻梁。更高明的玩家便迅速捕捉到这种小动作，善加利用，以此抢得先机。此类小动作包含的信息可能相当有限，但对于观察者而言，已经具有一定的统计学意义。另外，擅长此道的玩家也会故意做出一些小动作，让自己显得紧张兮兮或者自信满满，给对手造成一定的干扰，从而影响其发挥。假设经过100万年的演化，那些知晓如何巧妙而准确地发放信号或制造干扰信号的玩家，很有可能演化成"扑克人"（Homo five-card）。

在接下来的章节中，我将介绍一些人们最习以为常的情绪表达方式，诸如微笑、大笑和哭泣等，它们演化的起源或许可以一路追溯至最基本的防御性反射，以及这些方式泄露内心信息的副作用。

第三章

斑马的逃逸区

在海尼·赫迪格（Heini Hediger）之前的时代，动物园是一个令人失望的地方，无非就是各种装着铁栅栏的水泥笼子。20世纪50年代至70年代，赫迪格担任苏黎世动物园的园长，经过他富有远见的工作，以及对动物行为的仔细研究，[1]兽笼内的环境得到精心设计，动物的情绪需求也被考虑在内。海尼·赫迪格当之无愧地被人们称为"动物园生物学之父"（father of zoo biology）。

此外，赫迪格还开创了对个人空间的研究，只要看看他对动物的保护空间所做的安排，就能窥得一二。毕竟，对动物园里的动物而言，只要居住的笼子能形成一个安全的、保护性的空间泡泡，它们就会觉得自在而安逸。

赫迪格认为，在这件事情上，心理学家、生物学家以及诗人都被那些与动物相关的浪漫想法给误导了。他们之中的大部分人都假定，爱和诱惑（性和食物）是最根本的驱动力。到底是爱还是贪欲在驱动这个世界，这取决于你是一位乐观主义者，还是一位犬儒主义者。但是，在赫迪格看来，最强大的驱动力显而易见：保护自己的身体免受伤害。1955年，他出版了一本具有划时代意义的动物行为专著，在书中他指出，"填饱肚皮和满足性欲都可以退居次席；因为与危险的敌人相比，这些都不值一提"。[2] 换言之，你的首要任务是保证自己的存活，一旦生命消失，游戏也就彻底结束了。赫迪格非常清楚，在野生动物的一生中，几乎每时每刻都面临着生死存亡的考验。基于这一原因，动物才会如此在意自己周围的空间。

在动物园，在其生活的都市以及野外，特别是在非洲，赫迪格对诸多动物进行了观察。[1] 根据这些观察结果，他与传统盛行的科学观点分道扬镳。在20世纪50年代，动物心理学被行为主义（behaviorism）所主宰，这种科学理念几乎将全部重点都集中在刺激和反应上。动物被简化为一台输入-输出的设备，而科学对这两者（刺激和反应）之间的认知复杂性没有展开合理的研究。然而，赫迪格注意到，这其中必然存在着复杂的过程。动物似乎对周围的空间产生了一种内在映射，比如说，它们有领地（territories）意识。

我们很难用刺激-反应行为来解释领地。这更多是一个空间的概念——头脑中形成的某种抽象的东西。动物并非一瞬间就确认其全部领地，它会首先宣布占有了某块区域，然后再长时间盘踞于此。

不仅仅是占有领地，动物还会对它们的领地进行区域划分。事实证明，这一认识对于动物园的管理大有裨益。动物的领地是一种内部安排，赫迪格将其与人类房屋内的设计加以对比。我们中的大多数都会给不同的房间指定专门的功能，即使在只有一个房间的情况下，也同样能在其内部做出专门的划

分。在一栋木屋或一座泥土搭就的棚子里，甚至是距今30,000
年前的一个新石器时代的洞穴中，都可以看到某一块区域被用
来烹饪，另一块区域被用于安寝；这一块区域被用于制作工具
和缝缝补补，那一块则被用于堆放垃圾。我们让一切保持干净
整洁、井井有条。在不同程度上，其他的动物也在做着同样的
事情。根据动物的种类不同，在它们的领地上，空间被按照用
来进食、用于睡觉、用来游泳或者玩闹、用于排泄等功能进行
划分。

以斑马的领地为例，据赫迪格观察，其中有一块专门供它
们在白蚁丘上摩擦皮毛止痒的区域。在非洲的原野上，白蚁丘
的高度可达6英尺①，这是一个表面疙疙瘩瘩的褐色柱状体，质
地坚硬如水泥。这部分区域被赋予了专门的使命。斑马会沿着
一条踩踏过无数遍的小径穿越自己的领地，径直赶来蹭痒痒。
在此处可以看到，动物们在摩擦头部和颈部之际，会时而警惕
地四处张望，又时而起劲地撒欢儿。在蚁丘四周的地面上，随
处可见粗而短的斑马毛发。

观察到这一行为后，赫迪格立刻返回自己的动物园，在斑
马的围栏里设置了一个水泥制的白蚁丘。当斑马被放回来后，
它们立即奔向这个可以磨蹭身体的地方。它们冲撞的力量如此
巨大，竟在几秒之内就把水泥蚁丘撞翻在地。随后，新的蚁丘
又被立了起来，并被牢牢地固定住。

心理学家至少辨析出了两种大脑在处理空间信息时的不同
方法。[3-6] 第一种是根据外部的标志物对目标体的位置进行定

---

① 1英尺＝0.3048米，下同。

位，有时也被称为"环境空间"（environmental space）或者"环境中心空间"（allocentric space）。例如，椅子围着桌子摆放，树木环绕湖泊而立，公共图书馆位于城市的东边并紧邻一家自动洗衣店等。

第二种是依据观察者自身相对于目标体的位置加以定位。这种方法常常被称为"自我中心空间"（egocentric space）。例如，我的咖啡杯在我的右侧，灯在我的左边，键盘距我近在咫尺，门则相对离我更远。

动物的领地是环境中心空间的一个范例，这是一个依据外部标志物确立起来的空间。当动物在其中活动时，该领地的位置固定不变。但是，赫迪格注意到，大部分动物都会设定第二种具有自我中心特性的领地。这是一块狭小的、移动的领地，就像一个紧随着自身的位置变化而移动的气泡式空间，发挥着特殊的作用。赫迪格称之为"逃逸距离"（escape distance），或者"逃逸区"（flight zone）。

当一头角马发现另一头具有潜在危险性的动物——狮子，或者正拿着卷尺在草地上测量的赫迪格时，它并不会马上逃之夭夭。这不是简单的刺激-反应过程，动物似乎要先进行空间意义上的评估。它会保持静止状态，直至危险进入保护区，即环绕在它周围的一个无形的空间泡泡。此时，角马会立即走开，然后重新恢复其逃逸区。这一逃逸距离显然是相对固定的，测量可以精确到米。我能想象，为了获得可靠的测量数据，赫迪格是如何一次又一次地迫近这头可怜的动物，将它的"下午茶"搅得一团糟的。

一般说来，动物的体形越大，其逃逸距离就越远。根据赫迪格的观察，你可以接近一只壁虎直至只有几米远的距离，这时它才会仓皇逃去。相比之下，鳄鱼的逃逸距离却足有50多米，当人们迫近时，鳄鱼通常会溜之大吉，尽管也有例外的情况。逃逸区的大小会根据不同的情况进行调整，例如食欲等。

赫迪格描述了一个与可调节的逃逸区相关的悲剧故事。[1]故事涉及他的一位同行——格雷平博士（Dr. Greppin），瑞士一家养老院的主管。格雷平博士所做的那些单调乏味的工作之一，就是定期将麻雀从养老院的地皮上赶走。起初，麻雀的逃逸区大小约为30米。在他一连数日对着麻雀开火、将它们射杀大半后，幸存麻雀的逃逸区大小变成了150米。尽管这并不能保护它们逃离枪口，它们的行为却因遭遇的一切而发生了显著变化。

然而，逃逸区与恐惧还是有区别的，它与撒腿就跑或者展翅飞去也并非同一回事。它既不是一种情感，也不属于某种行为。当然，逃逸区与这些行为有一定联系，但它本质上是一种特定的空间计算，在动物还没有产生明显的恐惧感或者逃逸行为时，便已经出现在它们的头脑中。

我在从事与灵长目动物相伴的工作时，发现过一个特别明显的例子。一只雌性的小猴子待在一个笼子里，周围满是我们为了逗她开心而特意布置的各类爬索和玩具。每天，她可以在笼子里一连玩上多个小时，而我则静静地坐在角落里，心情无比愉悦地注视着这只嬉戏玩耍的猴子。她像一个气体分子似的到处弹跳。偶然间，我开始在观察中注意到一些反常的事情。小猴子蹦跳的模式很隐秘，我不得不把数据记录在本子上面，以便后续分辨。她的运动看似杂乱无章，只要有什么东西引起了她的兴趣，就径直蹦跳过去。不过，如果将整个过程平均一下，就会形成类似甜甜圈的轨迹。很明显，她从不进入笼子里某个特定区域。在这个禁忌区的中心位置，有一个猴子毛绒玩偶，是我们为了供她玩耍而放在那里的。然而，这个玩具并没有引起她的兴趣。小母猴没有对着它尖叫，也不拿正眼瞧它；既没有对它做鬼脸或者躲在一旁，也没有表现出任何恐惧或者焦虑。她对其根本就无动于衷。但是，她的活动情况显然受到了它的影响。她知道它就在那里，并和它保持着一定的距离，仿佛在它的周围有个魔法屏障。当然了，被这个屏障环绕住的实际上是她自己：她以这个长着一对纽扣眼睛的古怪猴子为中心，建立起了自己的安全缓冲区。

对于任何可能构成威胁的目标体、天敌，甚至是同类中的其他个体，动物都有一个安全缓冲区。赫迪格最著名的摄影作品之一，[1]拍摄的就是一群排成一列站在一根木头上的海鸥，它们彼此之间的间隔异常均匀，看上去几乎是一群被雕刻出来的装饰物。海鸥彼此之间保持的这种自然的间隔距离，就是它们的个体距离。它们彼此之间不存在互相攻击的危险，因此间距大约仅有半米。毋庸置疑，它们在自己身边设置了一个空白区，用来与其他鸟儿保持距离。

一次，赫迪格造访伦敦的自然历史博物馆，他在一个立体模型中发现了错误。模型中的两只鸟类标本立在电线上，它们的间距很小，翅膀上的羽毛都碰到了一起。这种亲密无间的个体间隔对某些物种可能是恰当的，对其他而言却是错误的。正如赫迪格指出的那样："这类情况只会发生在燕子的标本之间，绝不会出现在活体中。"[7]他将这一情况告诉了博物馆馆长，馆长闻言，将两只行为有违常识的鸟儿分隔开来。

根据赫迪格的观点，动物的逃逸区会伴随着驯化过程渐渐变小。他指出，驯养实际上就是逃逸区逐渐消失的过程。依照这一观点，野生动物与家畜的差别就在于动物大脑中计算出来的这个数字——安全距离，该数值简单、可测，并且科学。

我认为赫迪格的理论在这一点上有些言过其实了。关于野生动物和家畜在遗传、生理机能以及群体交往方面的差别，有一篇精彩绝伦且影响力日渐深远的论文。[8-10]该文章指出，逃逸区仅是发生变化的诸多指标之一，而且家畜仍最低限度地保留一定的逃逸区。在这方面，任何一位农夫，或者任何一条优良的牧羊犬，都很了解存在于牲畜周围的逃逸区。[11]如果你站在一头母牛身旁的某个特定区域，或者一条狗出现在那个位置上，这头母牛就会如我们所预见的那样迅速躲开。通过人为利用动物周围存在的这些所谓的压力点，你就能有效地放牧。要想成为一个好的牧人，并不需要跟着一头牲畜到处乱跑，也没必要对着它的蹄子大声嚷嚷。你要做的仅仅是站到牲畜周围的关键点上。（对此，我有亲身体会，因为在我小时候，邻居家的母牛经常会溜到我家的地盘上来，我们不得不将它们轰赶回去。）

作为一名动物学家和大自然的热爱者，赫迪格的同情心坚定地站在野生动物一边。他坚称驯养动物就是剥夺它们的天性，同时，人类是整个自然界的敌人。这或许可以解释他在人类行为认知方面存在的盲点。他曾宣称，人类经过自我驯化，已经不再拥有逃逸区。在每个人的身边或许也有一个聊天社交的空间，但这与野生动物那种小心谨慎且起着保护作用的空间完全是两回事。正如赫迪格相当引人注目地指出的："人类是唯一一种让自己摆脱逃生本能的生物。通过这种自我放任，人类变得与大自然的其他成员迥然不同。同时，作为自然界的头号敌人，人类让所有的动物都闻风丧胆，退避三舍。"[12]

　　赫迪格做出了许多精妙绝伦的观察和贡献，但是，在这一点上他犯了错误。人类也有逃逸区，不但包括我们与他人交往的社交空间，还包括令我们相互排斥的泾渭分明的安全边际，这也是对我们产生强烈影响的因素之一，在塑造人类的天性方面发挥了重要作用。

　　在下一章中，我将介绍心理学家如何将赫迪格有关野生动物逃逸区的观点直接用于分析人的行为举止，并由此开辟出一条全新的道路，让人类得以了解自己的社交生活。

第四章

那个法国人死盯不放，而我的爱人有个大鼻子

爱德华·霍尔（Edward Hall）是一个充斥着种族主义和性别歧视的世界的产物。

1966年，霍尔出版了《隐藏的维度》（*The Hidden Dimension*）一书。[1] 在书中，他描绘了旅馆大厅中发生的一次令他不快的遭遇。当时，他正独自坐在椅子上等候一位来访的朋友，不想被任何人打搅。一位陌生人却走了过来，径直站到他的身边，距离近得几乎伸手即可触碰对方。霍尔能够听见这名男子的呼吸声，甚至还能闻到他身上散发的气味。霍尔写道："如果大厅里挤满了人，那我还能理解他的行为；但是，此时大厅里空空荡荡，他的这种行径只让我觉得不堪忍受。"[2] 霍尔数次扭动身子或者瞪视对方，试图传达（自己非常不满的）信息，可每次他这样做，都只会让对方靠得更近一点。这真让他火从心头起。最后，大厅里涌进来一群人，这位不速之客随即离开霍尔的椅子加入其中。通过他们所说的语言，霍尔意识到这些人是阿拉伯人。难怪如此，霍尔心想，这就可以解释他的

行为了。

根据霍尔的解释，阿拉伯人对个人空间持不同的文化见解。他们喜欢彼此靠拢在一起，距离之近，甚至可以闻到对方的味道——包括体味和鼻息。他们认为，如果这时你转身离开，或者避免呼气触及对方的脸部，都是一种粗鲁无礼的行为，说明你待人冷若冰霜。此外，如果一位阿拉伯人看中了某个已经被你选中的位置，例如旅馆大厅中一把舒适的椅子，他绝不会让你独享——先到先得是一种较为典型的美国人的处事方式。与此相反，阿拉伯人会步步紧逼，挤靠你，希望你能因此知难而退。所以，当霍尔面露愠色时，那位阿拉伯男子尽管已经有所察觉，却得寸进尺，他的意图明显是想将竞争者赶走，自己独占这把椅子。

我对其中的细节持怀疑态度。霍尔举出的案例建立在最糟糕的成见和逸闻之上，这让我的科学警觉性陡然提高。但是，如果不考虑细节，他实际上揭示出人类行为中一个深刻的真相，即他所说的"空间关系学"（proxemics）。他借用赫迪格刚刚发表的文章中关于野生动物的观点来解释人类的行为。

依据霍尔的公式，人类的处世之道是经由空间管理的。公共广场、草坪、房间里家具的摆放、问候时的距离，以及爱人间的拥抱——我们生活中诸如此类的方方面面，都建立在空间视角的基础上。我们对自己周围的空间做出安排，看似无意为之，实际上却系统而有条理。我们在空间安排上的偏好，有些具有普世意义，另一些则存在着文化上的特定差异。霍尔基于文化考量的观察是其中最有趣，但同时也最让人避之不及的。他谈及德国人、英国人、法国人、日本人和阿拉伯人，并都将他们与美国人做比较。在21世纪，这种公开的对比，特别是在没有任何真实数据支持的情况下进行的对比，是非常具有政治敏感性的，最直接的结果就是没人愿意发表这些文字。

根据霍尔的描述，德国人会关上办公室的门来保证私人空间的完整性，而在美国人看来，办公室若房门紧闭，则意味着里面正在召开秘密会议，或者为了传达某些相当不友善的信号。一位在德国工作的美国商人满腹狐疑，为什么每个人都大摇大摆地走进他的办公室，仿佛他们拥有这里似的。他让房门大开正是原因所在，那里没人意识到即使是洞开的房门，也能构成私人空间的屏障。在他们看来，这意味着美国人正感到孤独，想找人做伴。

当法国人直视你时，尽管你们之间还隔着一定的距离，你依然感觉他冒犯了你的空间。这会引起误解，特别是对美国女人而言。据霍尔所言，在法国逗留过数周的美国女人都会喜欢上被人在公开场合注视的感觉，她们回到美国后反而觉得自己在美国男人面前就是空气。

英国人在人满为患的寄宿学校长大，那里根本没有私人空间可言。结果，他们发展出一种寻求隐私的特别方式——并非躲进其他房间、依靠墙壁的隔离来拥有独处的时光，而是通过封闭式的肢体语言将自己与他人隔开。另外，他们还学会了分辨并尊重他人的这种肢体语言。这却让美国人感到迷惑不解、拘谨不安，甚至有时会觉得他们蛮横无理。当英国人和美国人共处一室时，美国人总是试图打破沉默，挑起话题，而英国人则为该如何免遭过分友好的美国人的冒犯而备受困扰。

日本人是一群喜欢簇拥在一起的人，通过这种身体上的接触，他们得到一种归属感。正如一位日本牧师告诉霍尔的："当你的双手接触到他们的身体，感觉到他们的体温，和每个人都融为一体时——只有在此刻，你才开始了解日本。"[3]

我并不准备对霍尔的文化猜想做深入的探究。它们魅力十足，值得细细品读，并且很可能具有一定的合理性，但是，那些夸大其词的刻板描述以及漫不经心的观察结果，仍让我感到如芒刺在背。如果没有进行数据收集，没有经过不偏不倚的实际测量，也没有对不同文化加以统计比较，我宁愿持审慎的态度。然而不可否认的是，霍尔触及了人类行为举止相关的一些重要方面。也许，这在一定程度上说明了为什么当我读到这些内容时，心中会蠢蠢欲动。

霍尔将个人周围的空间划分为大小不同的四个区域，即亲密距离（intimate distance）、个人距离（personal distance）、社交距离（social distance）和公共距离（public distance）。[1]

亲密距离是如此之近，以至于你都不知该如何恰当地聚焦自己的眼睛。霍尔刻画出我们在面对爱人时看到的画面："眼前的鼻子大得出奇，看上去可能还有些扭曲，同样的情况也出现在嘴唇、牙齿和舌头上。"[4]这就是呈现在你眼前的一切。

个人距离是刚好一臂的间距，更适合在鸡尾酒会上进行友好的谈话，或者从一张小咖啡桌上探过身去。

社交距离则是恰好超过一臂的间距，很适合进行一场商业会谈或者街头偶遇。

相比之下，公共距离就要大得多。它可以是若干个身长的间距，使得你必须提高音量才能让对方听清。

在重要的公众人物周围，例如总统，通常围绕着一个大约30英尺宽的空白区域，除非受到特别邀请，否则任何人不能冒险进入。至少，霍尔给出的解释是这样的。他生动地描绘了肯尼迪总统（President Kennedy）周围的警戒区。肯尼迪是一位颇受欢迎、富有魅力的总统，总是被朋友和拥趸包围。但是，他似乎总是站在一个半径为30英尺的空旷圆形区域的正中。我认为，我们的文化后来一定发生了改变。在我的脑海中同样有一幅生动的画面：2012年，布鲁尔州长（Governor Brewer）①伸出手指，颇具挑衅意味地指着奥巴马总统（President Obama）的脸颊——尽管从各方的描述来看，这一差异可能源于不同种族的习惯。

霍尔于20世纪60年代将自己的观察结果发表出来，此后，心理学家通过大量的后续实验研究个人空间的现象，并使这方面的学术走出有失严谨的窠臼。[5-43]

在很多实验中，志愿者们被要求相向而行，直至彼此之间的距离近得让人感到不适才停下脚步。[5-7]志愿者们知道有人正在观察并测量自己的行动，而这种自我意识可能会影响到他们的选择。鉴于个人空间的变化一般受到意识的控制，许多科学家转而寻求更加隐蔽的实验方案。例如，在一次研究中，实验者在公共场合随机走向受试者，或立或坐在其旁边的某个特定位置上，但与受试者之间的距离都近得不合情理，然后看对方是依然待在原地不动，还是仓皇而去。[8]还有很多研究者选择被动地观察人们在公共场合会有怎样的自然表现，例如，通过巡视图书馆，观察有多少人坐在书桌旁的椅子上。在一项搞怪的研究中，卫生间里的男士们成为被观察的对象。[9]这一实验设计背后的猜想是，某个人感到较为紧张的时候，或许需要

① 简·布鲁尔于2009年至2015年间担任美国亚利桑那州的州长。

比平时花更长的时间才能开始排尿，并且这一时间取决于当时令他紧张的人是在近旁还是在远处。

在霍尔的这部鸿篇巨制中，一致性最好的发现，同时也是最根本的一个结果，就是个人空间会随着焦躁感的加剧而扩大。如果你承受着很大的压力，或者实验者预先给你造成了心理负担——比如，你参加了某项测试，却被告知没有通过——那么与其他人相比，你的个人空间会变大。[5, 7, 10-16] 如果你心态放松，实验者事先的恭维让你志得意满，那么相应地，你的个人空间就会缩小。[17] 至少有一些研究显示，当有男性靠近时，女性会表现出特别大的个人空间。[5, 6, 8, 18-20] 对拥有较高社会地位或者权势的人而言，他们的个人空间相对较小，尤其是当他们处在自己的圈子里时。[21] 比如说，像唐纳德·特朗普（Donald Trump）这样一个极度自信的大人物，在刚刚被崇拜者吹捧一番后，他的个人空间会变得最小。然而，如果这时他径直向你走来，双眼直勾勾地盯着你，你的个人空间则会变得异常大。

最初，这一模式似乎与早期的观察结果背道而驰。无论赫迪格还是霍尔都指出，强势的人物往往拥有较大的个人空间。霍尔曾特别强调肯尼迪总统身边那不言而喻的"30英尺法则"。[1] 然而，他的数据却显示，强势的个人往往拥有最小的个人空间。哪一种观点才是正确的呢？如果不仔细观察并详加区分，这两者之间的关系确实很容易被搞错。如果某个人，例如一位受人爱戴的总统，周围存在一个30英尺的空白区域，乍看上去，仿佛是以他的身体为中心的巨型个人空间泡泡。但是，这实际上并非他的个人空间，而是所有其他人的个人空间。相对于这位主宰者，空间内的所有其他人都拥有一个放大的、30英尺的紧张距离，而如此这般的综合结果就是围绕着总统本人形成了某种魔法屏障。当他迈步向前时，人们都会主动退避三舍，让出一条路来。

如果进行更准确的测量，我们就会发现，比起向两侧或向后，个人空间倾向于向前突出得更远。[18] 当人们在地铁中挤成一团，个人空间泡泡受到挤压之际，你可以很好地观察其内在形状。如果你能够偷偷地用卷尺测量并记录下相邻乘客的身体各部位之间的平均距离，你会发现一个保护正脸的总体趋势，特别是眼睛。一如既往，眼睛是自我保护的核心。

值得一提的是，如果认真测量的话，阿拉伯人和美国人在个人空间的大小上并无明显差别，但阿拉伯妇女是个例外，当她们面对非家庭成员的异性时，个人空间会趋于扩大。[22]

从这些实验和观察中，我们最主要的发现是意识到个人空间具有防卫性质。这是一个你无法容忍他人存在的区域，你也不会邀请其他人到这个区域中来。

与赫迪格或者霍尔最初进行的描述相比，当代有关个人空间的认识已经发生了天翻地覆的变化。此二人均认为个人空间和防护空间（protective space）是两种不同的现象。在他们的认识体系中，人类并不具有起保护作用的逃逸区。并且恰恰相反，个人空间被视为一个邀请区域，非常像一间会客室，被用于接待朋友和进行谈话。你越是感到舒适自在，并在社交活动中起支配作用，你的虚拟会客室就越大。

但是，有证据显示，存在着一种完全不同的模式。无论我们谈的是以我们的身体为中心、延展达100米的逃逸区，还是延展达10米的公共距离，或者仅仅延展几厘米的亲密距离，这些以身体为中心的空间都主要起防护作用。在其中，你排斥其他任何人的存在。当面对一个你认识并信赖的人时，该安全边际（margin of safety）的范围会锐减上百倍；然而，即使是一位朋友，一旦过于靠近，你也会撤步避开。只有在进行某些特殊行为时，比如亲昵或者性行为，人们才会完全抛开个人空间，变得亲密无间。此时，个人空间的防护作用已经没有必要。个人空间就是一个你排斥他人的区域，而非用于接纳他人。它是一个起保护作用的可调节缓冲区。

到了20世纪80年代，有关个人空间的心理学研究基本停滞。该现象已经被证明存在于野生动物、动物园饲养的动物以及人类之中。在它的基本特征均被测定之后，没人知道下一步应该做些什么。表面看来，相关文献已经趋于饱和。

接着，神经的基础逐渐被发现。1987年，当我以科学家的身份开启自己的职业生涯时，我发现自己被这一新兴研究的浪潮淹没。我们发现了大脑中那些美妙而简单的机制——神经元通过聪明且灵活的方式，监控着以身体为中心的空间泡泡，并且不断调整人们的行动以保证安全。

当我本科期间在一个神经科学实验室工作时，无意之间，我得到了一个新发现。在下一章中，我会对此进行一番介绍，并展示它将如何带领我进入研究领域。那时，我对它的重要性尚懵懂无知。我以为它只是带来了一个暑期课题而已，但实际上，它让我在未来数十年都埋首其中，试图弄清大脑如何重构了我们周围的世界。

第五章

猴子与乒乓球

　　动物实验是一个饱受争议的话题。有些科学家会避免在公众面前呈现他们的工作，但是我并没有遵循这一潜规则，我宁愿分享我们了解到的所有关于大脑机能的令人难以置信的事实。

　　然而，关于使用动物进行研究这种争议性话题，在此我并不打算发表过多的评论。我已经离开那个圈子很长时间，规则和标准却一直在变化，对现在的我而言，它们已经变得难以琢磨。例如，20年前我们经常做的很多工作，如今由一群兽医和专业看护来完成。在我看来，这种改变挺不错的。在这些方面，你最好将接下来的几章视为一个关于过去的故事，而非一扇了解当下的窗户。

　　18年来，我一直致力于研究与猴子的个人空间相关的神经机制。大约10年前，我完成了自己的动物项目，准备将科研重点转向风格迥异但更切实可行的灵长类（人类）。于是，我把猴子送到得克萨斯州的一处庇护所。在那里，它们依然生活在一个很大的社会群体中，拥有较大的室外场地，以及一处可供天气恶劣时进去躲风避雨的室内设施。另外，还有一位专职的兽医负责照料它们。我开心地想象着它们躺在吊床上，一边品着香蕉酒，一边阅读《人猿泰山》（*Tarzan of the Apes*）——当然了，这幅画面是不可能出现的。

在我看来，如果想从事动物研究，或者与之相关的任何一项研究，你一定要坚信自己的研究工作非常重要。你需要有较为宽广的视野，并在面对实验科学的缓慢进展时，保持足够的耐心。我是神经科学基础研究的忠实信徒，这一研究领域使我们对人脑有了数不胜数且日新月异的认识，所有实用性的进展最终都有赖于此。个人空间，正如我将在本书中通篇讨论的那样，正是该学科所研究的最为关键的课题之一。在绝大多数情况下，它都深深地隐藏在我们的意识背后，很容易被人们忽视，实际上却影响到我们生活中的方方面面。它几乎构成了我们所有行为举止的基础。如果在孩提时代个人空间未能得到正确的发展，或者成年后脑部受到损伤，个人空间遭到破坏，都会造成严重的后果。通过与我儿子的相处，我对个人空间在日常生活中的重要性有切肤之感（我将在本书的最后一章中展开讨论）。如果我们能够更多地掌握这一机制的细节，我们的生活就会变得更加美好。

在接下来的五个章节中，我将谈到某些机制的细节，这些大脑中的系统监测着我们周围的空间，灵活地调节我们的举手投足，从而保证我们的安全。在这些章节中，我会深入探讨神经科学和实验中的各种细节，但并不仅限于对数据进行分析。我想让读者感受到这样一种体验：站在科学的混沌世界中心，逐渐通过一个又一个的发现将所有的碎片拼合在一起。这将是一个关于发现的故事。因此，正如我已经清楚地意识到的那样，我的表述会更多地倾向于我自身的经历。尽管也有不少其他的科学家取得了很重要的进展，但是以下章节仍将着重于我自己实验室里的工作。对这种以自我为中心的行为，我深表歉意。

19岁的时候，我成为普林斯顿大学（Princeton University）的一名本科生，形销骨立，顶着一头蓬松的头发，满脑子都是理想主义，还加入了一个研究大脑的科学实验室。那时是1987年，实验室的主管是查尔斯·格罗斯博士（Dr. Charles Gross）。他看上去60多岁，身穿一件扎染的T恤，须发灰白，宛如乱草。尽管我对该学科尚且一无所知，但查理①大概是20世纪最成功的神经科学导师，从他的实验室培养出的名震科学界的家伙比其他任何地方都多。我的人生轨迹能和他交织在一起，真是撞了大运。

我们的研究对象是猕猴（macaque monkeys）。它们是属于旧世界②的猴子，足迹遍布整个亚洲和非洲。它们身材矮小，高度还不及人类的膝盖，长着褐色皮毛，拖着条长尾巴，叫声似犬吠。它们的视觉非常敏感，能够分辨出单个的猴子和人，还能对面部表情的细微差别做出反应。但是它们的听觉并不出众，从未学会对自己的名字做出反应。有时，人们会问我这是否就是那种能掌握手语的猴子。不，它们不是黑猩猩。它们既没有黑猩猩那样聪慧，也没有那么接近人类。

那是我第一次走进实验室。当时我穿过迷宫般的走廊，进

---

① 查尔斯·格罗斯的昵称。
② 指在哥伦布发现新大陆之前，欧洲认识的世界，包括欧洲、亚洲和非洲。

入主实验室，在那里，我看见一只被麻醉的猴子安静地躺在桌子上。一张张图片被投影在这动物面前的屏幕上，同时，身穿实验室服的研究员们簇拥在桌旁，正热烈地讨论着。在一个新人看来，整幅画面都透着古怪。

那时在实验室里使用的一种方法如今已经很罕见了，但几十年前却是神经科学领域的主流。这种方法被称为"麻醉预备"（anesthetized prep）。此处，我需要对其进行一番详尽的解释，因为它是实验室的核心方法。它以人类神经外科手术的流程为基础，包括利用手术级别的麻醉气体对猴子实施麻醉，让猴子毫无知觉，并尽可能舒适。

在一台精密仪器的控制下，一根细如头发丝般的钨丝通过猴子头部的手术创口，一微米接着一微米地被慢慢插入猴子已经处于麻醉状态的大脑。除了顶端之外，整根钨丝均被做过绝缘处理，并且顶端裸露的金属细锥可以采集到微弱的电信号。电极被插入某个神经细胞旁边——该细胞是猴子大脑中数十亿细胞中的一个，拾取神经元发出的信号，再将那些微小的电子爆裂声和咔嗒声传递到扬声器。在首次进入实验室的我听来，这种咔嗒声不啻天外之音。就这样，我们开始聆听猴子大脑中某个细胞的喃喃低语。（更让人惊诧的时刻之一，是当电极检测到一号公路上某位卡车司机发出的民用波段广播[①]信号时，神经元突然发出了一串鬼魅般的奇异声响。）

我们知道，当电极的顶端靠近神经元时，噼噼啪啪的声音就会变大；我们还了解到，当电极顶端远离神经元时，信号就会逐渐衰减，直至湮灭在背景噪声之中。如果我们继续插

---

① 　民用波段，英文全称为"Citizen's Band"，简称 CB，是包括美国在内的多个国家设定的供民用短途通信的无线波段。

入电极，另一个细胞发出的噼啪声就会从背景噪声中"脱颖而出"。我们花了大量的时间不断调节电极在猴脑中插入的深度，试图将其置于贴近某个大脑细胞的最佳位置。我们像神经元的乐迷一样聆听着它发出的声音，同时观察示波器上跳动的绿色曲线。

拥有生命的大脑永远不会保持绝对安静。即使在猴子处于麻醉状态时，脑细胞发出的信号变化幅度很小，也还是可以从中了解很多东西。当我们将电极靠近某个神经元时，这个被选中的细胞每隔几秒就会随机发出一声轻响。如果我们找到了触发该部分大脑的扳机，刹那间，神经元就会发出一阵爆音，听上去就像是一挺正在开火的机关枪。

我的任务就是分离出猴脑中的一类神经元，倾听其发出的响声，然后分辨到底是什么触发了它的活动。这只猴子戴着隐形眼镜，它的眼睛被固定朝向投影屏幕，我们用一个手动的投影仪在屏幕上播放各种图片。神经元是否会对右上角的光点有反应，或是稍微偏下的那一个？它是否偏好某种特定的颜色，或者某个朝特定方向倾斜的线条，又或者某个特殊的复杂形状？神经元似乎把外部世界分解成各种特征，每个神经元专司其中之一，而我们要做的就是逐一找到这些触发点。通过聆听大脑中这些微小至极的逻辑门，我们开始理解大脑如何对信息进行处理，并且由此构建出一幅分布图，显示出大脑不同区域的功能。

这些实验会引发一种奇怪的、类似药物制幻的感觉。在深夜时分，四周一片死寂，我们已经在房间的暗处待得太久。微量的麻醉气体逸散到屋内的空气中，干扰我们的大脑。于是我的想象力开始冒出来作弄我。我看见那只猴子以一副吸血鬼的姿势从桌上缓缓地抬起了手臂，然后一步步朝我逼近。甚至有一次，我觉得自己看见这只猴子正在手舞足蹈。等我再定睛仔细一看，发现猴子和往常状态并无二致，依旧安然地睡着，胸口随着呼吸的节奏平稳地上下起伏。这几乎是我一生中距离药物致幻最近的时期。

在我看来，把查理·格罗斯认作在20世纪60年代开启了社会神经科学研究的先驱，这毫不过分。他发现了脸细胞（face cells），那是视觉处理体系中处于较高地位的神经元，能对面部信息加以识别处理。[1]如果向猴子展示任意一张面孔，无论是猴子的还是人的，甚至可以是一张卡通面孔，这些脸细胞就会发出一连串的活动，似乎在一起呐喊："嘿！那是一张脸！具有重要的社交意义！"脸细胞的发现证明社交信息的处理是一种专门的能力，在大脑中存在特定的相关机制。就在那一刻，社会神经科学扬帆启航。

到了1987年我进入实验室的时候，距离脸细胞被确认已经过了很长时间。我想做点与众不同的事情。那时的我年轻气盛，总在幻想一头扎进未知世界，因此，我选择了大脑研究中最为晦涩的领域。这是我在神经解剖学课上了解到的，需要请求查理批准我的研究。屏状核（claustrum）位于大脑皮层之下，大致就在耳朵的正上方。（如图5.1所示）屏状核与大脑皮层的其余部分广泛相连，但是没有人知道它的作用。[2]

查理同意了我的请求，在实验室中另一位研究员希拉里·罗德曼（Hillary Rodman）的帮助下，我们开始着手研究。这次实验给我上了一堂很好的启蒙课，让我了解到科学工作是如何进行的。我所坚信的每一种猜想都被证明是错误的，没有任何事情会按照我的预期进行。我需要时刻睁大双眼，因为精彩的发现总会出现，期待着某个不受先入为主的想法蒙蔽的人注意到它。只有当你对数据保持开放态度的时候，才会获得科学上的成功。

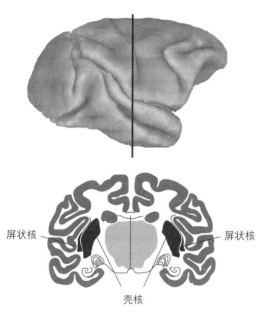

屏状核   屏状核

壳核

图5.1 屏状核和壳核在猴子大脑中的位置

上图：猴子大脑皮层图，由普林斯顿大学马克·平斯克（Mark Pinsk）提供。竖线是下图中剖面所在位置；下图：大脑剖面图，展示了大脑皮层内部的结构。

在研究屏状核的过程中，我们从未得到任何好的结果。这里的神经元行为紊乱，对感官刺激的反应并不敏锐。也有可能它们实际上反应敏锐，只不过我们没有找到恰当的刺激方式。时至今日，屏状核依旧是一个科学谜题。但是，每当我们尝试接触屏状核这一小块区域时，都无法忽视在电极经常掠过的大片附近脑区中，存在着另外一些有趣的神经元。壳核（putamen，如图5.1所示）就是这样一个块头较大的结构，一不小心就会被碰到，因此，我们从它那里获得的数据比屏状核还多。科学总是这样，你明明瞄准的是A，结果却发现了B。

壳核通常被认为是运动控制系统（movement control system）的一部分。这是大脑中被人们研究得最充分的结构之一，因为它与帕金森病（Parkinson's disease）有关，这种病症会导致人们丧失行动能力。[3-7] 全世界成千上万的科学家都在努力，试图找出关于壳核发挥作用的任何可能的细节。

如果你让微小的电流通过电极流入壳核的某个点，刺激电极尖端附近1毫米范围内的神经元嗡嗡作响，就会引发身体某个部位的肌肉抽搐。[8] 如果你缓缓将电极探下去，就会在壳核顶部发现与足部相关的神经元。[9] 如果再深入几毫米，探入壳核内部，你会发现与腿部相关的神经元。接下来，你将遇到分别与臀部、躯干、手臂、头部相关的神经元。最后，当电极到达壳核的最深处时，你就会找到与口腔内部相关的神经元。这种布局非常严整，与人的身体构造正好上下颠倒。这就是所谓的"小人"（homunculus），即身体在大脑中的微缩版本。由于我们的研究对象是猴子，从技术上讲，它或许应该被称为"小猴"（simculus）。

几乎每个研究壳核的人都热衷于研究运动控制。然而，在我们的实验中，鉴于对屏状核的研究屡战屡败，我们准备探索感官反应（sensory response），特别是视觉反应（visual response）。我们将侦听神经元的活动，想尽一切办法引发细胞反应。测试神经元能够考验我们的临场创造力，任何先入为主的假设都是我们的敌人，它们可能会禁锢我们的思想，阻碍我们有所发现。有时，这类实验被称为"钓鱼探险"（fishing expedition）。人们通常对此不屑一顾，但是，我所得到的每一个发现都来自这样的探险过程。我对此非常痴迷。

在钓鱼的过程中，我们将点、线以及复杂的图片投影到猴子面前的屏幕上。我们用棉签触碰它的皮毛，然后轻柔地转动签柄。我们制造各种声响——正弦波、白噪声，以及各类杂乱的声响刺激，比如钥匙的哗啦声，或者我们自己的声音。我很好奇，如果有人在凌晨两点的时候从实验室门外经过，听见我们这些人正在学猴子叫，会产生怎样的想法。也许在他听来，我们不过是在半夜三更的时候瞎胡闹。

慢慢地，我们注意到一些奇怪的现象。

正如我们最初预计的那样，当棉签触碰到猴子的皮毛时，它的壳核上有很多神经元都产生了反应。神经元通过猴子体表的感受器接收到信息。但有些时候，当棉签逼近猴子的脸部和胳膊时，即使还未触碰到它的皮毛，神经元也开始出现反应。这或许听起来让人有些毛骨悚然，那就让我们先将棉签搁在一旁。如果我们将自己的手伸向猴子，神经元也会产生反应。也许是我们摩挲猴子的皮毛会产生静电，或者手上带有气味？不会的，因为即使在猴子前面设置一张透明塑料护盾，反应也照常存在。但是，如果将猴子的眼睛蒙上，反应就会消失。显然，神经元对视觉异常敏感。在此之前，从未有人发现在大脑的这个部位存在着视觉反应。

在过去的50年中，在屏幕上投射二维图形一直是神经科学的主要研究手段，甚至成为一种根深蒂固的传统。当一种传统在科学中发展起来后，人们就会对它的问题视而不见。在这些人看来，这种方法正确而恰当，简单而可控。但是，屏幕上的图像在激活壳核神经元方面做得十分糟糕。我们准备彻底抛弃这种标准方法，另寻他途。对身体周围处于移动状态的真实三维物体，神经元的反应非常好，任何支在棍状物上的目标体都取得了不错的效果。在本质上，我们的双手也是一种支在棍状物上的物体，因此，我们经常使用它。另外，我们还用过马桶刷。在实验室的一个抽屉里，塞满了这类东西。最后，我们将一个乒乓球用胶带固定在一根细长的金属棍上，用它来继续做实验。

在科学界以外的人士看来，把屏幕上的投影图形替换成绑在金属棍上的乒乓球，这一变化似乎微不足道。但是，对传统的改变会在专业人士的头脑中引发轩然大波。设想一下，你去参加正式的晚宴却没有打领带，取而代之围在脖子上的是一条旧运动裤。在任何一个首次见识这种场合的人看来，这一穿着上的差异似乎不足挂齿。它不过是一件又长又薄的衣服，被你围在脖子上取暖而已，不是吗？但是，深入文化层面，这种标新立异就会引发误解、嘲笑，甚至构成冒犯——这个家伙的所作所为实在离经叛道。当时，我们的许多科研同行就是这样的反应。我们要向大家展示的，不再是屏幕上的光点，而是绑在金属棍上的乒乓球。更重要的是，在大脑中一个人们认为不可能出现视觉反应的部位，我们却发现了它的存在。

我对"离经叛道"一词有着特殊的嗜好。我之所以喜欢它，是因为它显示出人们有多么容易将科学的真实目的抛到九霄云外。科学的目标是获取新的见解，"轨迹"却是人们设计出来的一条从A点通向B点的已知路径。如果你待在轨迹上的列车中，那么至少有一点可以非常确定：你不会有任何新发现。它不是科学，科学从不循规蹈矩。要想获得创新，唯一的办法就是离经叛道。

我承认，在这个过程中经常会狼狈不堪。你一路前行，所到之处或是坑坑洼洼，或是荆棘丛生，又或是泥泞不堪。列车上的人们透过车窗注视着你，大摇其头。我不清楚他们在里面正在做些什么。举杯畅饮？玩某种时兴的游戏？我想象他们操着优雅漂亮的不列颠口音，品着价格不菲的美酒，相互恭维吹捧。与此同时，我却披荆斩棘，向着新的方向不断探索，并乐此不疲。

长达数月的时间里，我们都闷在那间光线昏暗、充斥着泄漏的麻醉气体的屋子里做实验，聆听神经元发出的持续不断的咔嗒声响，并且最终利用若干结果拼合出一种模式。[10] 壳核中的多数神经元，大约占比75%，都有一个所谓的"触觉感受野"（tactile receptive field）。触觉感受野指的是身体中的某个区域，一旦被触碰，就会引起神经元的反应。每个神经元都有自己的感受野，监测着身体表面的这块微型领域。某些神经元的感受野很小，大概只覆盖整个手掌，右颊的一部分，或者躯干上1美元钞票大小的区域。其他的神经元则拥有面积较大的感受野，能覆盖整条手臂，半个头部，甚至半边身体。大多数情况下，感受野恰好位于身体上与神经元相反的一侧，也就是说每一侧大脑对应着身体上与其相对的另外一侧。但是，偶尔我们也会发现一些感受野面积非常大，甚至越过了身体的中轴线。有些神经元拥有的感受野将猴子全身的每一部分都覆盖在内，同时包括身体两侧。

一旦视觉观察到身体附近有物体，大约占比35%的一小部

分神经元也会做出反应。它们对触觉以及视觉都很敏感。图5.2
展示了几个例子。

这些多感觉神经元（multisensory neurons）有三个关键
特征：

首先，它们对触觉反应异常敏感。抚摸一根头发，哪怕只
是将其稍微弯曲，都会触发神经元的剧烈活动。回想一下，也
许我们早该意识到这些神经元组成了一个示警系统。它们正在
高喊："哈！刚才那里有东西碰到我了！"

其次，只有当神经元的触觉感受野涵盖脸部、胳膊，以及
躯干上部时，它们才具有视觉反应，至于那些触觉感受野位于
腿部或者尾部的神经元，则根本不具有视觉反应——至少我们
发现的结果是这样。很可能是以狮身人面像的姿势趴在桌子上
的猴子引导我们得出这一结论的。猴子身体的这些部位靠近或
者处于它的视野之中，因此，视觉信息与其密切相关。

第三，视觉反应与触觉反应的位置非常吻合。如果某个神

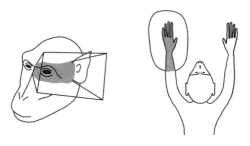

图5.2　近体神经元典型的感官反应

当有人抚摸左眼附近的区域（阴影部分为对触碰敏感的区域），以及视
线内有物体靠近左脸（线框之内的地方为视觉敏感区域）时，某个神
经元就会做出反应。而另一个神经元会对左臂和左手上的触碰，以及
视线之内进入左手附近区域的物体做出反应。

经元对碰触左侧脸颊产生反应，那么当猴子看见有物体进入左颊附近的区域时，这个神经元就会做出反应。如果某个神经元对碰触头顶有反应，那么它一定会对视线之中进入额头上方空间的物体做出反应。当物体朝着身体移动，即将与触觉感受野发生碰撞时，引起的反应尤其强烈。如果我们把一个乒乓球放在远离身体的位置，然后让它缓缓靠近，随着乒乓球逐渐逼近，神经元会以越来越快的速度发放信号，并在乒乓球触及皮毛的那一刻做出最终的剧烈反应。如果我们遮住动物的眼睛再做同样的实验，结果则完全不出所料：当乒乓球逼近时，我们没有检测到任何反应，但当乒乓球触及猴子的皮毛时，则出现同样的剧烈反应。

如果系统性地把乒乓球围着动物移动，我们就能勾勒出每个神经元的视觉反应区。该反应区又称"视觉感受野"（visual receptive field），大小就像一个粘连在身体表面的充满气的气球，嵌入个人空间之中。某些神经元的"气球"并不大，只有当物体距离皮肤几厘米时才有反应。另外一些神经元的"气球"却非常大，向外扩展可达半米或更远。

神经元监测着这些以身体为中心的空间泡泡。

一天晚上，大概是有关壳核的第一系列实验开展满一年的时候，我们进行了一次看似琐碎的观测。结果实在过于平凡无奇，我们差点就与它擦身而过了。但是，在此后的数天里，它始终盘桓于我们的脑海之中。经过一番认真思索，我们意识到，它的存在并非真的那么理所当然，甚至很可能是我们迄今为止发现的最惊人的特征。

　　下面，我来具体讲讲这个观察结果。我们研究的一个神经元会对施加在右手的触碰发生反应，其触觉感受野的形状像一个手套，非常完美地覆盖了手和手腕。在大约10厘米的范围之内，该神经元也会对视野之中出现在手的附近位置上的物体迅速产生反应。因为猴子进入了深度麻醉状态，以狮身人面像的姿势趴在桌子上，所以它放在桌面上的手正好位于视线的右下方，可以触发视觉反应。只要有物体靠近那块区域，就会激活神经元。在好奇心的驱动下，我们移动了猴子的手臂，将它的手掌放到中间位置，正好位于其鼻子附近的视野中。现在，手掌处于猴子视野中的另一个位置，会出现什么样的感官反应呢？一旦手掌被触碰，或者视线中有物体靠近手掌，神经元依然会做出反应。视觉反应随着手的位置的改变，转移到了中间位置。然而，眼睛并没有移动。由于猴子正处于麻醉状态，眼睛的位置固定不变。

　　我们不得不花了些时间认真思考这一结果。视觉反应的空间泡泡随着手掌的移动而改变了位置，似乎它是一个粘连在皮肤上的气球。

　　接下来，我们将猴子的手臂移出它的视线范围，收拢到其身体的一侧。在这种情况下，神经元依旧会对加在手掌上的触碰做出反应，视觉反应却彻底消失了。尽管有物体出现在猴子前方，该神经元却始终保持安静状态。

　　这些神经元似乎并不仅仅是一个探测器，监测是否有物体逼近，并在有东西靠近身体时立刻发出警报。它们还会追踪特定的身体部位，对靠近这些部位的侵入物体加以监测。这种追踪和监测必然要求某些具有强大计算能力的系统存在。

（A）

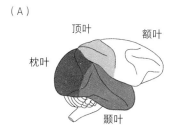

（B）

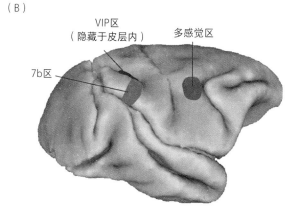

（C）

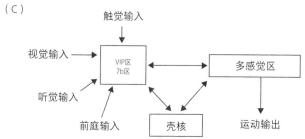

图5.3　猴子大脑的近体网络

A：大脑皮层的脑叶。B：大脑皮层上存在近体神经元的一些区域。VIP
代表顶内沟腹侧（ventral intraparietal）区，深藏在皮层的沟回中。猴子
大脑皮层的图片由普林斯顿大学的马克·平斯克提供。C：近体网络的
部分联络图。

在壳核内，我们只发现五个神经元具有追踪手臂的反应特征。[10] 如果我们一直搜索下去，大概会发现更多，但我们直至实验末期才开始测试这一特征。这是我们第一次意识到这些近体神经元的复杂性，并由此开启了未来长达20年的研究。

当你在实验中遇到一个难题后，通过查阅文献，你会发现自己并非单打独斗，此时，一种难以名状的解脱感油然而生。在更为广阔的环境下，这些发现开始变得有意义。

除了壳核以外，在大脑中的其他三个脑区，人们也发现了通过触觉和视觉对身体周围的空间进行监测的神经元。这些脑区，如图5.3所示，通过一个信息共享网络（information-sharing network）彼此间直接连接起来。[11-14] 这一近体空间网络（near-space network）首先在猴子的大脑中被发现并加以详细研究，后经证实在人类的大脑中也同样存在，我将在第九章中对其展开论述。我们都拥有与此类似的机制，即一个连接了大脑皮层表面和深层部分的神经网络，能够处理身体的或近体的空间。

7b区

20世纪70年代，在赫尔辛基（Helsinki）工作的朱哈尼·赫瓦里宁（Juhani Hyvarinen）及其同事发现了一个奇怪的现象。[15-18] 当时，他们正在研究猴子大脑皮层中处于7b区（area 7b）的神经元。图5.3显示了7b区在顶叶中的位置。即使仅仅轻微地触碰猴子的皮毛，7b区的神经元也会做出反应。每个神经元都有一个触觉感受野，通常位于面部或者胳膊。

实验人员可能曾经用光点训练猴子，然后观察它们的反应。不管怎样，他们都注意到，当有阴影经过触觉感受野时，一些神经元产生了反应。那一刻肯定令人汗毛倒竖。其他神经元则会对任何接近触觉感受野的物体做出反应。很显然，7b区的神经元会通过触觉和视觉做出反应。[15-18]

顶内沟腹侧区

在20世纪90年代初期，美国国家卫生研究院（National Institutes of Health，简称"NIH"）的迈克尔·戈德堡（Michael Goldberg）及其同事在额叶的另一个区域发现了类似的神经元。[19] 这一区域被称为"顶内沟腹侧区"（ventral intraparietal area，简称VIP区），如图5.3所示。赫瓦里宁的7b区和戈德堡的VIP区很可能是相连的，同属于一个更大的神经簇，负责监测身体本身及近体区域。自20世纪90年代以来，VIP区就是研究热点。[20-31] 这些VIP区的神经元不但与视觉相关，而且还会对靠近身体的声音做出反应。[32] 它们就是近体空间中一部具有多重感觉功能的雷达。

关于VIP区最惊人的发现之一，就是神经元对头部运动时颅内及前庭的感觉较为敏感。[33-36] 如果我们将猴子放置在一个在黑暗中可以倾斜和旋转的平台上，VIP区的神经元会受到复杂的影响，它们的反应程度也会随之出现起伏。前庭输入究竟如何同视觉、触觉及听觉输入相互作用？目前，这仍然是一个谜。然而，要想将视觉、触觉及听觉协调一致，似乎需要将头部倾斜一定的角度。前庭输入可能与构建并维护空间的多感觉分布图有关。

运动皮层中的多感觉区

发现近体神经元的荣誉应该属于贾科莫·里佐拉蒂（Giacomo Rizzolatti）及其同事，因为他们给出了最早也最完整的描述。[37-42] 20世纪80年代，在帕尔马（Parma）从事研究工作的里佐拉蒂等人在运动皮层（motor cortex）的一个区域内发现并命名了"近体"（peripersonal）神经元。这些神经元位于额叶，是大脑中运动控制系统的一部分。里佐拉蒂给这类神经元的命名恰如其分，如今，任何研究身体周围空间的人都会用到"近体空间"（peripersonal space）和"近体神经元"（peripersonal neurons）的概念。

一直以来都流传着一种说法，那就是神经科学家宁可共享一把牙刷，也不愿意共用大脑区域的术语。里佐拉蒂研究的脑区至少有三个名称，即4区、下6区（inferior area 6）以及腹前运动皮层（Ventral Premotor Cortex），这些名称涉及对运动皮层不同的划分方法。但是，近体神经元最为常见的这一脑区与任何方法都难以完美对应。我采取中庸路线，最终选用了"多感觉区"（polysensory zone）[43] 来指代这片运动皮层中近体神经元簇集的区域。对于多感觉区是否属于4区、下6区、腹前运动皮层，或者以上所有区域，我并不特别在意。相反，我对多感觉区神经元的特征有着非比寻常的兴趣，并且花费数年之功对其进行研究。

在20世纪90年代早期，我觉得自己仿佛来到一家摆满美味佳肴的自助餐厅。在大脑周围，到处都是令人赏心悦目的近体大餐，我必须做个决断，明确先从哪一道菜入手。对壳核展开研究总是颇有难度，因为它深藏在大脑内部。相比之下，还是研究大脑表层区域较为容易。因此，我们将注意力放在那一小片令人着迷的区域，即大脑前端附近的多感觉区——尽管我们也同时对VIP区和F4区做了一些跟踪研究。

我们决定把研究对象从被麻醉的猴子更换为处于清醒状态的猴子。我们清楚地认识到，对运动的控制是一个动态过程，而如果通过一只处于沉睡状态的动物对其展开研究，那么一定达不到预期目标。

在一只清醒的猴子身上开展关于神经元的研究，虽然在技术上充满挑战性，但也并非遥不可及。在神经科学领域，这早已成为一种常规做法，最基本的方法是出于人类的医疗目的而被开发出来的。如果你需要得到这种类型的医疗干预，首先要通过一场外科手术配备一个端口，使电极可以被轻松地插入你的大脑。当你在手术后清醒过来时，大夫会对你的脑部活动进行长达数周之久的监测，利用电极对其进行探测，判断是否存在诸如癫痫发作等异常现象。因为大脑本身没有痛感，也没有触觉感受器，所以你甚至察觉不到里面插着电极。

如果将类似的技术用到猴子身上，研究人员就可以检测神经元的活动。此时，猴子坐在一把为它特制的椅子上，挺直身体处于清醒状态，或是按着按钮处理任务，或是观察各种感官事件。无论是对我们人类，还是对猴子而言，这种方法都是一种福音，能够让生活质量得到极大改善。一旦不再有麻醉气体泄漏到房间里，我们对一切都变得警觉起来，我们的大脑也更加健康。我们训练猴子先注视某个弱光点几秒钟，由此稳定双眼。作为奖励，它会得到从金属吸管里喷出的苹果汁。每天，猴子都会从它的笼子里出来，坐在实验室的设备上工作几个小时，获得相应的奖励后再返回自己的窝里。

在这些日常工作中，从一个神经元处分离出电信号后，我们会让这个细胞再经受一到两个小时的测试。这些实验要求我们与猴子保持良好的关系。我们必须用黑色毛毡眼罩蒙住它的双眼，这一形象被我们称为"反派蝙蝠侠"，因为这副眼罩让它看上去像一位超级英雄，穿的行头却出自一位昏聩的设计师。当猴子被蒙上眼睛后，我们会轻柔地抚摸它毛茸茸的身体，不放过全身上下每个角落，为的是找到该神经元的触觉感受野。与此同时，我们会喂它葡萄干，帮助它保持心情愉悦。接下来，我们让猴子的双眼重见光明，并用一个被胶带绑在一根长棍末端的乒乓球来测试神经元的视觉反应。在实验中，我们还增加了一个机器人。这是一个躲在黑色帘子后面的庞大的机械臂，能够让乒乓球沿着特定的、可控的轨迹移动。我们给这个机器人取名为"勒内·笛卡儿"[1]。

猴子和勒内的关系很糟糕。有时候，当机器人运行时，猴子会从长棍顶端一把抓下乒乓球塞进嘴里，整串动作都在电光火石间完成。然后，猴子会瞪着我们，似乎要看看谁敢把它的新咀嚼玩具夺走。为此，我们准备了一抽屉的备用乒乓球。

有了这个不可思议的集合体——机器人勒内、乒乓球、黑色毛毡眼罩、猴子，以及一小群拿着笔记本和铅笔围挤在实验设备旁边的人类——我们开始了对大脑中近体神经元网络的研究。大部分的神经科学研究都会遵循一套标准的操作流程。首先，根据阅读的文献以及已有的实验结果，你会提出一个大概的假说，类似于"大脑区域X会产生功能Y"。接下来，你要设

---

[1] René Descartes，著名的法国数学家和物理学家，同时也是西方现代哲学的奠基人。

计一个具体的实验来验证该假说。通常情况下，一群人会对实验方案进行讨论并加以调整，让其变得越发复杂。在把所有的限制条件考虑齐全、对每一个细节都仔细思量之前，没人会想要开始实验。设计实验是为了将最初的假说变成一个具体的数值预测。例如：这些特定的神经元在条件A下会比在条件B下活跃两倍，但前提是C必须出现。一旦实验方案得到了大家的一致同意，就可以开始搭建实验设备了，这可能会耗费数月时间；如果需要训练动物完成复杂的任务，甚至可能需要长达一年之久；随后收集数据又需要好几年；最后才能够按照计划进行数据分析。鉴于存在无限多种可能性，而且事实与你的原始假说相吻合的可能性相当渺茫，许多实验最终会得出模棱两可的结果。也许，神经元在条件A下和在条件B下一样活跃，但在C出现的情况下活跃性就会明显降低。这意味着什么？这与你最初的假说或者灵光乍现的逆向思维均不吻合。你能做的只有竭力从中提取出有用的东西，这简直是一门无中生有的艺术。在此过程中，每时每刻都充斥着焦躁和不安的情绪。大部分科学家都不愿意把时间和精力浪费在一场有着开放式结果的钓鱼探险上，因为这无法得出具体的、可供发表的结论。

我参与的近体神经元实验则遵循截然不同的剧本，这是一种在1980年之前较为流行的旧式风格，但随着现代科学市场压力的不断增长，它已经基本绝迹。我采用的工作模式以两个阶段构成一个循环：首先，去钓鱼；其次，拿出卡尺，对鱼进行测量。

在第一阶段，我们花费了几个月的时间研究神经元，并没做什么正式的测量。没有任何值得发表的成果，也没有任何有意义的发现。每天，我们都睁大双眼。我们会做很多小型实验，尝试每一种忽然冒出的想法，同时在笔记本上记录下多达数百页的观测记录和示意图。我们要从中把那些形状奇特、颜色怪异得令人惊叹不已的鱼扒拉出来，这是在此之前没人能想象到的——就像附着在手上的空间泡泡。

过了一阵子，我们逐渐意识到什么样的鱼才会出现在大脑的那个部分。当我们对每天发生在眼前的一切都开始见怪不怪后，当我们自认为已经搞清楚究竟发生了什么后，我们就继续进入第二阶段：对鱼展开正式且可控的测量。在那时，我们已经非常明确应该如何设计实验。我们明白应该提出哪些问题，也知道如何探索它们。如果你搭建了复杂的设备，设计了精妙的对照实验，唯一的发现却是提出的假说与事实互不相关，甚至无法对结果加以解释——既不是全错，也不是全对，那么这一切有什么意义呢？利用双阶段的方法，我们首先能够隐约感到自己正在一步步地接近潜在的事实。接下来，我们据此设计实验，搭建设备，开始信心满满地收集数据。

经过几个月的正式实验和论文写作，我们发表了结果。其他科学家在读到我们的论文时通常会大吃一惊，就像我们当初在实验室中第一次见识到神经元的特性时一样。我已经无数次被人问道："你怎么知道要去测试那个特性？你到底是怎么想到这一点的？"答案就是，我并非刻意如此。带着一本笔记，我们开始在这个遍布神经元的大脑区域钓鱼。我们先抓住鱼，再对它进行测量。接着，我们会再次重复这个循环。就这样，我们通过钓鱼收集到一套全新且值得尝试的定量观察结果。

想要得到科学发现，我从未找到还有比这更好的方法。如果不是拜这种双阶段法所赐，我可能至今仍在尝试让神经元对电脑屏幕上的光点做出反应，却对它们一无所知。我可能有详尽的理论，令人印象深刻的复杂实验设计，擅长揿按钮、拉杠杆的训练有素的猴子，还可能生产出一大摞论文，里面充斥着各种技术上的技巧，足以使其发表在最权威的期刊上。但是，真知灼见呢？可能不过尔尔。

在贯穿20世纪90年代的这十年时间，同事们和我一起研究了多感觉神经元网络。我有时会称它们为"裹着泡泡的神经元"（bubble-wrap neurons），意思是能够监测裹住身体的空间泡泡的神经元。在我看来，这些实验有助于改变科学家理解大脑的方式。

第六章

暗夜之吻

对神经科学家而言，一个脑区就像一个国度。它有着无比广阔的疆域，蕴藏着丰富多彩的文化。全世界数以百计，甚至很可能是数以千计的书呆子都在研究同一个脑区，并在学术会议上为若干细节争论不休。接下来，你总会遇到神经科学界以外的人。当他们询问你在做些什么时，你会发现，自己描述的是猴子大脑中一个不比虱子大的地方。这就是你的生活，这种认识会在你的心中激起一阵混杂着羞耻感的震撼。整整10年，我一直在研究猴子大脑运动皮层中的多感觉区。

为什么一定要研究猴子的大脑？在研究人类的大脑时，猴子提供了绝佳的模型。它们不具备人类一样的认知能力，因此，在研究猴子的高级思维时，你也许应该持审慎的态度。但是，它们有着与人类非常相似的视觉系统（visual system）、躯体感觉系统（somatosensory system），以及运动控制系统。在细节上，猴子与人类的这些系统之间略有区别，但是大体上比较类似。基本上，对人类所有这些系统的了解，最初的发现都来自猴子。

　　传统上，猴子的运动皮层被细分为若干区域，每个分区都用隐晦的缩略语标明。图6.1仅展示了几个这样的分区。某些名称，诸如50，被反复用过多次。这样的划分在科学家看来很方便，但是，任何人都不应该将所有这些界限和缩写等同于真正的深刻理解。运动皮层依旧是一个未解之谜，它也许并不是由彼此相邻但界限分明的各个独立区域组成的。

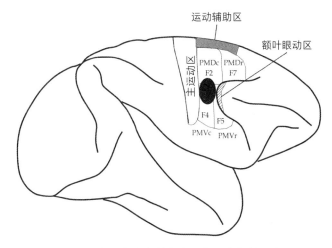

图6.1　猴子大脑皮层中的一些运动控制区域

黑色的椭圆代表多感觉区的大致位置，该区为视觉及触觉近体神经元簇集的地方。PM = 前运动皮层（premotor cortex）；PMDc = 前运动、背部及尾部（premotor, dorsal, causal），有时也被称为"2区"（Field 2）或"F2"；PMDr = 前运动、背部及延髓（premotor, dorsal, rostral），有时也被称为"F7"；PMVc = 前运动、腹部及尾部（Premotor, ventral, caudal），有时也被称为"4区"（Field 4）或"F4"；PMVr = 前运动、腹部及延髓（Premotor, ventral, rostral），有时也被称为"F5"。

大致在运动皮层的中心位置，簇集着一些具有触觉和视觉双重反应的神经元。正如我在第五章中提到的那样，这些感觉神经元最早是在20世纪80年代由里佐拉蒂及其同事发现的。[1-3] 到了20世纪90年代，我开始作为一名研究员在格罗斯博士的实验室中研究这类神经元。[4-12] 它们从一开始就充满争议，因为感官反应为什么会存在于运动皮层呢？在传统的神经科学中，人们认为感官反应发生在大脑的后半部，而运动控制发生在前半部。

为了能更好地驾驭多感觉神经元，我们研究了一群猴子的皮层区。[11] 图6.2显示了猴群中较为典型的那一只的实验结果。触觉和视觉神经元正好簇集在传统的运动皮层中部，我们称之为"多感觉区"。这并非一个离散分布的区域，因为它实际上沿着这一区域的边缘分布，看上去就像是一群蜜蜂簇集在蜂巢周围，仿佛在大脑皮层的自组织发育过程中，这些功能性质相似的神经元被磁力吸引到了一起。如果以漫画的形式来说明，只需简单地在大脑上画个圈，然后指出：就在那里，大脑的直辖区。但是，背后的真实情况比这复杂得多。

我将以一个特别的神经元为例来具体说明。我们通过电极获取它的信号，并着手检测其特性。首先，我们给猴子穿上它的"反派蝙蝠侠"的行头，也就是用眼罩蒙住它的眼睛。与此同时，我们给它几粒葡萄干。它早就学会对整个实验过程安之若素。接着，我们不断触碰它的皮毛，直至发现触觉感受野在其身体上的相应位置。该神经元对鼻子的左侧有反应，会产生大量的电信号发放，从大约每秒一两个峰值的基线暴涨到每秒100个，听上去就像扬声器里传来的爆炸声。

　　这个神经元对方向较为敏感。如果我们用一根棉签轻轻地触碰猴子的皮毛，会触发一个瞬时的反应。如果我们用棉签自猴子的面部中央一路触碰到耳朵，神经元就会剧烈发放，达到最高反应程度。如果我们逆向而行，改用棉签从耳朵一路返回到面部中央，反应就会瞬间停止，神经元也随即安静下来。如果我们向上朝其眼睛，或者向下朝其嘴巴，一路触碰过去，则会触发一个较弱的反应，大概是每秒20次。

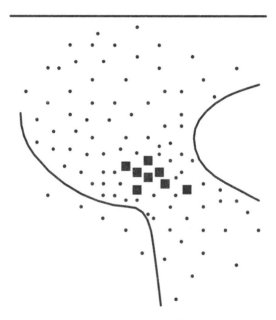

图6.2　在猴子大脑中观测到的多感觉区

其具体位置会因为个体不同而略有变化。运动皮层位于两个皮层沟回之间（参见图6.1）。每一个点代表皮层中的一个测试点。黑色方块代表在近体神经元中发现多感觉反应、视觉反应和触觉反应的位置。[图片来自格拉齐亚诺和甘地（Gandhi）。[11]]

接着，我们把眼罩从猴子的双眼上取下来，再给它几粒葡萄干，以奖励它的耐心配合。随着眼睛恢复可视状态，当棉签逼近猴子的左颊时，神经元便产生急促的反应。不过，这一特别的神经元反应只在我们侵入距离左颊10厘米的范围内时才会发生。这是一个超近神经元（ultra-near neuron）。视觉反应也具有方向敏感性，和触觉反应如出一辙。如果我们拿着棉签凑近猴子的脸，从它的面部中线位置轻轻地向耳朵移动，当棉签经过猴子视线所及之处时，神经元会发出反应信号，但并没有触觉反应那么剧烈，只有大概50次每秒。如果我们停下来，颠倒方向，将棉签移回面部中线位置，神经元的反应就会停止。

该神经元不单单只是一个接近传感器，它还会监测邻近物体的特定轨迹。类似这样的神经元还存在100万个，它们中的每一个都有其敏感的空间区域和方向。如此这般，多感觉区就能准确追踪触及、接近或者远离身体的物体，并且对靠近身体一臂之内的空间给予特别的关注。这个物体会碰到我吗？它会击中我的哪个身体部位？它会经过我的右侧还是左侧？它移动得快还是慢？这就是多感觉区要处理的信息，有点像个人空间的空中交通管制队。

乍看上去，这些神经元就像是一个不断对邻近物体进行定位的糟糕系统。它们的感受野过于宽泛，因此无法给出确切的空间位置。如果某个神经元活动增强，那么，在相应的空间泡泡内的某处，一定存在某种侵入物。这就是某个单一的神经元能够预测的极限。但是，如果有大量的多感觉神经元，并且它们的感受野彼此重叠，就能给出更加精确的空间位置信息。这种利用多个神经元的活动模式的手段有时被称为"群体编码"（population code）。

　　图6.3是一张示意图，展示了对应于各种各样的神经元样本的不同的视觉感受野。其中一些感受野较小，紧贴皮肤；另外一些则较大，向外扩展，甚至到了伸手难及的地步。这些感受野相互叠加在一起，就像一张维恩图（Venn diagram），它们的集合在原则上能够监测身体周围物体的确切位置。

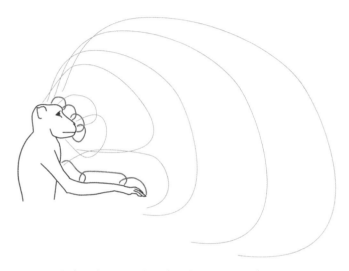

　　图6.3　许多近体神经元的视觉反应区相互叠加在一起的示意图
尽管近体机制的重点在于靠近身体的空间，但一些神经元还能监测更远的距离。

　　对于触手可及的范围之内的临近空间，大约占比高达95%的神经元都会监测到这一区域。对于距离身体数米之外（房间的大小限制了我们的实验）更远的空间，仅有5%的神经元参与进来。一般而言，监测身体某个特定部位的小片触觉区的细胞，同时也会监测局限于该部位邻近空间的那一小片视觉区；监测范围囊括大部分或全部身体的大片触觉区的细胞，一般也会有较大的视觉区，可以向外扩展到我们所能测试的范围。在阐述大脑的近体机制时，许多学者都将其错误地描述为仅仅局限于触手可及的范围内，这种简化可能会使人们对神经元的功能产生认知上的偏见。事实上，尽管这一机制关注的重点是身体周围的空间，但同样也会处理远端空间的信息。

　　回首往事，我希望自己当时能够研究一下嗅觉。当我们判断自己的私人空间是否遭到入侵时，最为明确有效的方法之一就是依靠气味（尤其是体味）。我想起自己读过一本十分精彩却少有人喝彩的小说，即约翰·加德纳（John Gardener）所著的《阳光对话》（The Sunlight Dialogues）。[13] 书中的阳光先生是一位魔术师，他有一个匪夷所思的爱好，喜欢不声不响地突然出现在你的附近。只有在他那令人作呕的气味突然将你淹没时，你才意识到他就在房间里，只要转过身就会看到他正躺在旁边的一把椅子上。但是，气味很难控制，尤其是在以空间位置作为实验中的关键变量的情况下。这大概是我们没有在猴子身上测试气味的原因。

　　我还希望自己研究过平衡觉（sense of balance）——内耳（inner ear）发出的可以追踪头部运动的前庭信号（vestibular signals）。弗兰克·布雷默（Frank Bremmer）及其同事从大脑皮层VIP区的近体神经元中发现了前庭信号。[14-16] 在使头部附近的视觉空间（visual space）与头部的触觉空间协调一致方面，这些信号可能非常重要。按照我的猜想，它们首先在近体神经元构建其反应特性的过程中发挥着至关重要的作用。然而，这些发现却迟到了10年，前庭信号直到21世纪初期才为人所知。在20世纪90年代，当我们着手研究多感觉区时，根本没有想到去倾斜或者旋转猴子的椅子。迄今为止，还没有人研究过多感觉区的前庭信号。

但是，在视觉和触觉之外，我们确实还研究过另一种感觉，它对个人空间来说也很关键，那就是听觉。在我们的实验进行了大约5年后，我注意到某些与皱巴巴的手套相关的神经元。如果我站在猴子的身后，在靠近它的头部后方的地方轻轻地摩擦手指，我戴着的检查手套就会发出一阵微弱的沙沙声。一些神经元会对这种声音做出反应。

关于运动区的视觉反应，特别是由于那些非标准的刺激，例如来自棉签和乒乓球的刺激，我们已经和传统主义者们纠纷不断。我还记得，当我第一次注意到那个皱巴巴的手套引发的反应时，一种喘不过气的感觉涌了上来。我正在猴子脑后调整一件设备，这时，神经元开始发放信号。我又尝试了几次，每次都得到同样的结果，一个念头冒了出来："哦，天哪！又一个怪异的复杂现象，说出来没人会信！"

最终的事实证明，听觉神经元非常有意义。[9]它们没有想象中那么复杂，我想到了一只蚊子嗡嗡叫着从我的耳朵边飞过时的情形。很显然，大脑中有一个机制，能够通过声音来监测邻近的目标体。这类反应通常与脑后的空间相关，而视觉对这一区域明显无能为力。

为了给出一个范例，我们在多感觉区找出一个神经元，它会对头部左侧做出触觉反应，感受野包括左颊、左耳以及头部左后方的各一小部分。因为感受野囊括了一部分脸的前部，我们预计该神经元具有视觉反应——实际上它确实有，它会对进入面部左侧邻近区域的目标体做出反应。

但是，该触觉感受野也包括头部后方的区域，而视觉很显然无法监测靠近猴子脑后的空间。也许正因为如此，这个神经元会对声音做出反应。无论声音是从什么地方传来的，近处、远处、右边或者左边，我们都能检测到微小的反应。但是，只有当声音恰好从头部左后方发出时，才会触发强烈的反应。任何类型的声音，诸如说话声、拍手声以及正弦波等，都能起作用。不过，发出咝咝声的静电和高音调的咔嗒声效果最好。

如果声源位置较远，那么无论它制造出多大的动静，都不会引起什么反应。如果声音离得足够近，即使是最轻微的口哨声，也会触发强烈的反应。为了说服自己接受这种距离敏感性，我们必须将一个小型麦克风放在猴子的耳朵里，以便对声音进行测量。我们用扬声器从不同的距离，以各异的角度，将猴子包围起来，然后给它播放振幅变化范围很大的声音，从细不可闻到响若洪钟。把获得的所有数据汇总以后，我们确信无疑，该神经元对头部左后方20厘米范围内的声音反应最强烈，无论声音强弱。

像很多其他的多感觉神经元一样，该神经元对近处声音的这一偏好似乎过于自然，最初我们几乎对此视若无睹，准备继续后面的实验。但是，在某个让人抓耳挠腮的时刻，我们更深入地思考了这一现象。如果不是依据音量的大小，一个神经元如何判断出声源的距离？系统怎么分辨出那个由皱巴巴的手套发出的微弱摩擦声正好来自脑后？如果它会对位于脑后一掌距离的扬声器发出的微弱白噪声做出反应，那么为何当扬声器位于脑后一臂距离时，它却对同样的白噪声（扬声器经过调节，保证耳朵听到的音量相同）无动于衷呢？

对大脑而言，构建听觉空间的难度也许是最大的，其计算量也最为巨大。相比之下，触觉空间要容易得多。如果你的手感受到了触碰，那么一定是有什么东西放在了你的手上。在感觉神经元与相关的目标体之间，存在着位置上的一一对应关系。但是如果附近存在一个声音，声波会在向四处传播的同时进入你的双耳。听觉空间需要对数据进行复杂的处理，但很显然，我们自己并没有意识到这一点。根据我们的感觉，声音似乎自然而然地由某处传来。在这一感觉背后，隐藏着大量的计算。

对听觉空间的某些方面，人们已经有了非常完美的了解。[17]要算出声音来自左边还是右边，大脑必须对双耳进行对比。究竟哪只耳朵听到的声音更大一些？声音到达右耳的时间是否比到达左耳早几毫秒？脑干中那些精准的回路完成了这些细致的计算。

关于大脑如何重构声源的距离，目前我们所知甚少。[17]大量研究表明，我们在这方面依赖了回声现象（reverberation），微妙的回声会告诉我们周围空间的大小以及声源的远近。仅凭直觉，我们也能判断出声音在空荡的大教堂中与在装满旧衣服的壁橱里音响效果的差异。空间在前一种情况下是活的，而在后一种情况下则一派死寂。即使是双目紧闭，你也能感觉到所处的空间是空旷的还是逼仄的。同样微妙的回声线索也能让我们分辨出说话声或走路声到我们的距离。

回声是距离感知的根源，其中的提示之一来自动物中在三维听觉感知方面真正的专家：蝙蝠和海豚。它们演化出回声定位（echolocation），而这实际上只是回声分析的一个增强版本。它们能发出声音脉冲，然后对接收的回声进行分析。

人类也有自己的回声定位，尽管与蝙蝠相比，我们都只是菜鸟。[18-20]过去，在大家对这种方法还不太了解时，它一度被称为"面部视觉"（facial vision）。[18] 如果你蒙住某人的眼睛，让她小心翼翼地朝前走，并在碰到障碍物之前停下来，她很可能会成功地在鼻子撞墙之前停下脚步。而且，她并不一定知道自己是如何做到这一点的。受试者报告说感到脸上出现了一种警告般的刺痛，还有人感到心头蒙上了一层阴影。

我想起了罗尔德·达尔（Roald Dahl）写的一则短篇小说——《亨利·休格的神奇故事》（*The Wonderful Story of Henry Sugar*）。[21] 故事的主人公是一个神秘主义者，他将自己的面部视觉发展到了耸人听闻的程度。有一次炫耀自己的时候，他把大量的生面团盖在眼睛上，然后用亚麻布一圈接一圈地裹在头上，直到让自己从脖子以上看起来就像是一具木乃伊。在旁观者震惊的眼光中，他骑上自行车，轻松自如地在车流中钻进钻出。当然了，这只是小说，而且小说的作者是罗尔德·达尔，因此我们应该预料到会有这种夸张的描写。

事实上，面部感觉能够让你对逼近的物体产生一种模糊的印象。稍加干涉，这种感觉就会消失。如果那个神秘主义者也将面团塞进双耳的话，他就不得不无助地原地打转了。一些实验发现，面部感觉依赖于身体产生的一些微妙声响，诸如呼吸声和衣服的摩擦声等，以及这些声响被附近的物体表面反射后形成的回声。[18-20] 我们并未自觉地认识到这一过程原来与声音相关，它往往隐藏在表面的意识之下。这种体验似乎更像失明状态下一种怪异吓人的幽灵视觉，或者脸上一丝不易察觉的微妙暖意。

我们研究的这些与个人空间相关的神经元，其听觉和视觉反应扩展到头部周围的空间，与脸部强有力的触觉反应联合在一起，开始产生与声音的强相关性。我猜想，正是它们构成了那种带有神秘色彩的面部感觉的基础。神经元能够被不同的感觉源触发，并且一旦被触发，就能大致勾勒出身体周围物体的分布状态。

无意之中，我们发现了"暗夜之吻（kissing-in-the-dark）"神经元。

人为操纵视觉的最佳方法之一，就是将房间里的灯不断地打开又关上。你不可能让乒乓球像电脑屏幕上的光点一样显现又消失，但是，你可以在灯光熄灭的时候偷偷将球放在那里，然后再把灯打开让它出现。因此，我们设计了一个乒乓球示踪装置。[5] 它包括一个上足了油的门铰，一只可以悄无声息地转到猴子面前的乒乓球，以及一排亮度极高的LED灯，它们能够在几毫秒的上升时间之内熄灭或变亮。我们以为自己相当聪明，神经元却证明它们才更聪明。

我们发现的这个神经元貌似典型的视觉、触觉神经元。无论左颊的哪个部位受到触碰，或者在距左颊15厘米范围内的任何位置有物体出现在视线里，该神经元都会做出反应。这两种反应都很强烈，一旦脸部受到刺激，它们均会每秒发放150次脉冲。这个神经元就像一部性能强大的雷达，能够捕捉到任何侵入特定区域的目标体。它发出的信号精确度奇高，因此，每当我双目紧闭聆听神经元发出的响声时，都能毫不犹豫地准确判断出其他实验人员在何时进入了猴子的个人空间。

接下来，我们尝试了自己巧妙的操控方案。起初，没有任何目标靠近脸部，神经元保持静息状态。然后我们把房间的灯熄灭，神经元继续保持安静。这个房间原本是个没有窗户的煤砖地堡，所有仪器的电源指示灯均处于熄灭状态，因此我们处于一片绝对的黑暗之中。无论是猴子还是实验人员，面前均伸手不见五指。我们悄无声息地转动棍子上的乒乓球（开始实验之前我们曾反复练习，确保自己能在黑暗中熟练操作），直至它到达固定位置。乒乓球距离猴子的左脸颊大约5厘米，正好位于该神经元的视觉反应区域的中间位置。神经元依然毫无反应。我们顿时松了口气。这说明猴子真的什么也看不见，并且乒乓球没有触碰到它面部的毛发。

然后，我们打开亮度极高的LED灯。一瞬间，刺眼的绿色强光照亮了现场，包括悄悄移动过来的乒乓球和猴子在内的一切都暴露在灯光下。和往常一样，猴子对实验人员的滑稽举动视若无睹。

灯光刚一照亮猴子脸旁的乒乓球，神经元就开始做出反应，发放频率在大约1/10秒内就剧增10倍。实际上，这个细胞正在大嚷大叫："哇！嘿！我的专属空间泡泡里有东西！"目前看来，一切尽在掌握。实验成功了。

接着，我们将灯熄灭，房间顿时又沉入一片黑暗。我们预计神经元应该沉寂下来。毕竟，视觉刺激消失了。但是，恰恰相反，神经元依然保持着高频发放。它不停地嚷嚷着，似乎在忙着通知大脑的其余部位："嘿，别忘了脸颊旁边有个东西！它可能还在那里！"系统记住了黑暗中目标体所处的位置。意识到这一点时，我灵机一动。

或许，我们还是不自觉地犯了错误，乒乓球碰到了猴子的脸。也许是实验设备轻微移动了？又或者，因为猴子已经知道了乒乓球的存在，就可以探测出其隐约的轮廓？答案很容易测试出来。在黑暗中，我们悄悄转动乒乓球，使它离开猴子的脸部。

神经元依然保持发放，对乒乓球已经离开毫不知情。猴子对此一无所知。近体机制并没有在脸部周围的个人空间中监测到任何变化，神经元仍在大肆喧哗着发放信号。

最后，我们把灯重新打开。炫目的绿光再一次照亮了房间，此时此刻，猴子的脸部附近没有乒乓球。神经元的空间泡泡内空空如也。神经元在一刹那安静下来，它似乎在通知大脑："哦，等一下，别介意啊伙计，错误警报，那东西不在了。"

我们反复地激活神经元，又随即让它安静下来。它的反应并非基于视线中是否出现目标体。这并不是严格意义上的视觉反应，而似乎是根据得到的最新信息对目标体的位置做出的合理估算。

我们又做了进一步处理，试图将这一系统的作用发挥到极限。在灯光下，我们将乒乓球转到猴子左脸颊旁边的位置，神经元被激活。接着，我们将灯熄灭，让猴子落入一团黑暗之中，然后偷偷地把乒乓球从它的脸旁移开。像上次一样，神经元继续发放。系统依旧保持着相关记忆，认为脸颊旁有物体存在。这时，我们开始转动猴子的头部。

猴子正襟危坐在标准设备中，等着我们测试神经元。设备的部分器件把它的头部固定，使我们可以调整角度，轻轻地转动它的头部。在黑暗中，猴子一定觉得它的头正在偏离左颊旁边的那个乒乓球。果真如此，神经元恢复了安静。如果不是追踪头部运动的前庭信号，那么就是颈部发出的指示头部角度的信号被输送到了那个神经元。当我们将猴子的头部转回去，相当于让它的脸颊再次移向乒乓球时，神经元再次做出了反应。我们可以将猴子的头部四处移动，但只要它的左颊靠近记忆中乒乓球所在的位置，神经元就会开始发放。最后，我们把灯打开，让猴子看见我们玩的把戏。乒乓球早就在黑暗中被拿走了，那个位置上空无一物。意识到这一点后，神经元安静下来，无论是在亮灯还是熄灯的情况下，再次转动猴子的头部都不会产生任何影响。

神经元对一种复杂的结构做出了反应。如果相关信息提示有物体靠近左颊——无论猴子是看见，还是感觉到它在那里，或者记得黑暗中它的位置，也无论是该物体向着猴子移动，还是猴子的头部朝向该物体移动，结果都是一样的。根据该物体相对于脸部的位置，神经元会发出信号。系统能够在黑暗中追踪物体的轨迹，它拥有所谓的"物体恒存"（object permanence）的性质。

我想到自己经常摸黑从床边走到浴室，家具的布局早已了然于心。此外，当我在办公桌前闭上双眼后，哪怕仅凭直觉，也依然知道如何避免肘部把健怡可乐碰翻。大脑系统这种潜在的多功能性令人惊叹不已。

当这篇论文在1998年面世之后，《魅力》（*Glamour*）杂志发表了一篇文章，介绍我们如何发现了恋人们在黑暗中找寻对方嘴唇的原理。[22] 我觉得那一刻是我职业生涯中的高光时刻。

现在，我要挑战一些真正复杂的东西了。

视觉信息本身毫无用处。一幅图像被投影到眼睛后方，但是眼睛在不停地转动，头部和身体也都在不断地运动。这就像把一台照相机放在一匹狂蹦乱跳的北美野马背上，试图通过分析这些不停旋转和抖动的图像来认识世界。

大脑是如何重建三维世界的？如果你知道图像落在视网膜

的什么位置，而且了解自己的眼睛指向头部的何处，那么你在理论上就可以利用这两部分信息做一些几何运算，重新构建目标体相对于头部的位置。[23-26] 你可以构建一个所谓的"头部中心坐标系"（head-centered coordinates），如果再添加一些其他的信息，诸如头部相对于躯干的角度，那么在理论上就可以重构目标体在"躯干中心坐标系"（trunk-centered coordinates）中的位置。[27] 一般说来，利用矢量代数的方法，你可以将视网膜上那些跳跃、旋转着的图像转换成一张空间分布图，该图展示了目标体以你的身体为中心的位置。

对于大脑解决这一问题的方式，理查德·安德生（Richard Andersen）所做的研究比其他任何人都多。我对他的工作非常了解，因为在20世纪90年代早期，我曾在他位于麻省理工学院的实验室里工作过两年，而且他的思想对我后来的工作也产生了深刻的影响。

早在20世纪80年代，那时距离我加入安德生的实验室还有很长时间，他就已经开始进行一系列如今已成为经典的研究猴子顶叶的实验。他发现，顶叶处的神经元对构建可靠的视觉空间需要的所有相关信息都非常敏感，[23-33] 它们会对视网膜上的视觉图像做出反应。同时，神经元也受到眼睛在头部所处位置的影响，其中一些甚至会受到头部相对于躯干的角度的影响。倘若任何一个神经元的反应都受到如此复杂的影响，那么它们的活动几乎不可能提供任何视觉世界的清楚信息。如果它们的活动时而剧烈，时而沉寂，那就无从知晓究竟是什么因素引发了变化。或者让我们换个角度思考，如果只是闭上双眼聆听某个神经元的活动，你根本无法准确说出你的同事正在对猴子做些什么。

　　但是，有一群这样的神经元聚集在一起，在它们复杂的活动模式中蕴藏着大量的信息。如果你将一组这样的神经元发出的信息输入一个复杂的计算机算法里，那么理论上，就可以计算出真实空间里目标体相对身体所处的位置。[25] 据推测，大脑内部存在某个机制正在进行同样的计算，利用从顶叶获得的信息重构视觉空间。[34-37]

　　毫无疑问，运动皮层的多感觉区就是从顶叶获取信息并用于构建空间的大脑区域之一。[2, 4, 6, 38, 39] 为了解释我们认识到这一点的来龙去脉，接下来，我会详细介绍一个我做过的实验。在研究近体神经元的过程中，我们很晚才开展这个实验，那时，我们已经对这些神经元的特性有了非常明确的认识，很清楚该如何设计一个有效的实验。

　　图6.4展示了一个典型神经元的反应。[6] 该神经元对猴子鼻部左侧感受到的任何触碰都会做出反应。另外，当视线中有物体迫近该部位的皮肤时，它也会出现反应。为了测试这一神经元，我们把乒乓球固定在机器人勒内·笛卡儿身上，然后分别沿五条轨迹向猴子的头部移动。当球沿着第二条轨迹运动时，神经元的反应最强烈，该轨迹直奔猴子鼻部的触觉感受野。

　　我们训练猴子盯着一盏光线微弱的小灯，每次注视几秒。如果它做到了，就会得到一口苹果汁作为奖励。我们在猴子面前放了三盏灯，通过点亮不同的灯，指导它注视不同的方向——向右，往中间，或者向左。事实证明，眼睛位置的变化对神经元没有影响。无论猴子注视A、B、C这三盏灯中的哪一盏，神经元总是对2号轨迹反应最强烈。

　　但是，如果我们改变了猴子头部的方向，那么神经元的反应也随之发生变化。当头部向右旋转时，神经元对3号轨迹产

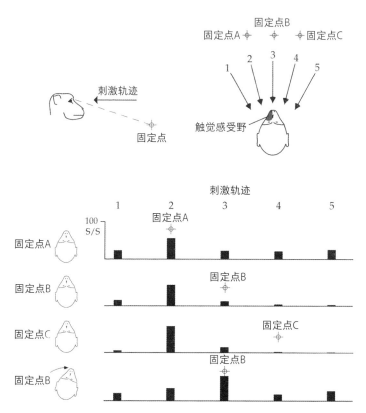

图6.4 对面部有触觉反应且对面部附近有视觉反应的近体神经元的活动
方块图显示了在视觉刺激（一个乒乓球）迫近头部的半秒时间内神经
元的活动，单位为脉冲/秒（S/S）。无论猴子正在观察哪个位置（固定
点A、B或者C），当视觉刺激逼近左颊处的触觉感受野时，神经元的反
应最强烈。当头部面朝前方时，视觉反应对2号轨迹表现最剧烈。当头
部向右旋转15度时，视觉反应对3号轨迹表现最剧烈。挥动胳膊对视觉
反应没有影响。[此图来自格拉齐亚诺（1997）。[6]]

生最强烈的反应。

一方面，图6.4所展示的神经元有着非常简单的反应模式。该神经元只关注从鼻部左侧延展开来的空间泡泡，就像一个粘在脸上的隐形气球。任何逼近脸部这一区域的视觉刺激都会触发一次反应，并且与眼睛注视的方向或者头部偏转的角度无关。另一方面，这一反应又异乎寻常的复杂。有某种机制正追踪着眼睛的移动，即时从视觉信息流中减去这种伴随着运动产生的变化。

图6.5展示了一个更加复杂的结果。此处，我们测试的神经元对右臂有触觉反应。如果我们触碰右臂上这一区域的任意一处皮毛，神经元就会在触碰的第一时间做出反应。我们将猴子的胳膊放在一个有软垫的手臂支架中，这样我们就可以把它移动到几个不同的位置。不出所料，当我们首次将猴子的胳膊固定到手臂支架上时，神经元做出了反应，但仅持续了几秒钟。这个神经元只在触碰发生的那一刻有反应，与我们很快就感觉不到身上穿着的衣服的情况颇为类似。

接下来，我们用机器人勒内·笛卡儿将乒乓球分别沿四条轨迹向着猴子移动。在这种情况下，神经元对4号轨迹的反应最为强烈，该轨迹距离神经元在胳膊上的触觉感受野最近。无论猴子注视A、B、C三盏灯中的哪一盏，结果均不受影响。无论猴子的头部偏向左边还是右边，结果也并无差别。但是，当猴子的胳膊被移动后，神经元的反应就会随之变化。如果我们把猴子的胳膊向左侧移动，最强烈的视觉反应就转向左侧，即3号轨迹。这一视觉反应与胳膊紧密相关。神经元一直在监测着一个空间泡泡，后者就像一个粘连在胳膊上的气球。

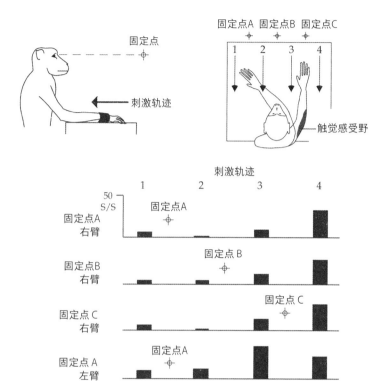

图6.5 对臂部有触觉反应且对臂部附近有视觉反应的近体神经元的活动方块图显示了在视觉刺激（一个乒乓球）迫近头部的半秒时间内神经元的活动，单位为脉冲/秒（S/S）。无论猴子正在观察哪个位置（固定点A，B或者C），当视觉刺激逼近臂部的触觉感受野时，神经元的反应最强烈。当胳膊位于右侧时，视觉反应对4号轨迹表现最剧烈。当胳膊被移到左边时，视觉反应对3号轨迹表现最剧烈。旋转头部对视觉反应没有影响。[此图来自格拉齐亚诺（1997）。[6]]

从在机器人的帮助下获得的大量数据中可以看出，这类神经元具有几何复杂性（geometric complexity）。如果某个神经元对头部有触觉反应，那么它的监测对象就是以头部为中心的视觉空间。就像粘连在脸部的气球，如果头部移动，该空间也会随之而动。如果某个神经元对胳膊有触觉反应，那么它的监测对象就是以胳膊为中心的视觉空间，就像粘连在胳膊上的气球般随着胳膊的运动而移动。

这就是我们所谓的"身体部位中心坐标系"（body-part-centered coordinates）[4]。大脑构建了以身体为中心的个人空间，方式如此复杂而充满变化，而且非常敏感，使得我们心中充满了一种别样的兴奋，类似于科学家们在大自然中得到某些美妙发现时的体验。个人空间就像100万个大小各异的气球粘连并覆盖全身。同时，它又好像一个果冻模具，当肢体移动或者头部转动时会随之变形弯曲。身体部位中心坐标系时刻监测着物体相对于身体各个部位的位置。若想了解大脑如何构建个人空间，这是一个崭新的视角。

现在，我来讲一个发人深省的故事，一个关于科研中的傲慢无礼的故事。

经过长达十余年的实验，大约在2000年的时候，我自认为对这些复杂而有趣的神经元已经认识充分。它们属于运动区的感觉神经元，一直监测着出现在身体不同部位周围的物体。当你伸手去拿汉堡包、试图亲吻爱人的双唇、摆头顶飞一个足球、在拳击场上挥拳击中对手、躲开附近的一只黄蜂、在取一支笔的同时弯着胳膊避开咖啡杯的时候，几乎你的四肢、躯干或者头部所有的这些受到视觉引导的运动，都可以归结于以身体部位为中心的神经元做出的空间指导。无论如何，当时我就是这样想的。然而我本该有所怀疑的，如果大脑中这么一丁点大的地方就能影响到动物的大多数行为，那么很有可能是什么地方出了纰漏。

我设计了一个简单的实验来展示在对附近的目标体进行定位和触碰的过程中，这些神经元是如何参与进来的。至少，早期的文献中存在一些鼓舞人心的迹象，提示它们可能参与到这类感觉引导的触碰行为中。[3] 我估计这个实验需要进行几周时间，然后从中得到显而易见且在意料之中的结果，验证我提出的保守假设，为一个长达十年之久的科学故事画上圆满的句号。

以下就是这个实验的具体情况。我们训练猴子按下且压住不放面前的按钮（1号按钮），坚持大约5秒钟。如果它正确地完成这个动作，就会得到用一根金属吸管吸吮苹果汁的奖励。猴子喜欢苹果汁，因此非常热忱地完成任务。当它的手静止不动时，第二个按钮（2号按钮）会从1米以外的地方朝它移动过来，停在一个很容易触及的位置。2号按钮被固定在一根棍子的顶端，由机器人勒内·笛卡儿控制。一旦2号按钮停止移动，按照实验设计，猴子应该松开1号按钮，伸手去按2号按钮。同样地，它会因此获得苹果汁作为奖励。经过几个月的训练，猴子成为执行这项任务的行家里手，每天能够上百次地完成揿按钮、等待、伸手、再揿按钮的循环。

我们的想法很简单。当猴子看见2号按钮靠近胳膊时，每个神经元都应该猛然做出反应。这种反应说明神经元正在监测按钮刚刚进入的视觉空间。当猴子的手离开1号按钮并伸向2号按钮时，神经元也应该爆发出一阵反应，说明同一个神经元参与到这一触碰行为的控制中。感官和运动，看见和触碰，不同的反应同时发生在同一个神经元上。这将是一个非常关键的实验，证明近体神经元能够对身体附近的物体进行定位，并引导肢体朝向目标体运动。

　　很快，我们就意识到什么地方出了差错。在猴子完成任务期间，神经元始终保持沉寂。例如，我发现有一个神经元在我们每次触碰前臂时，都会立刻产生强烈的触觉反应，并且每当有物体进入前臂附近时，也会立即引发强烈的视觉反应。但是，当我们启动这个实验任务后，神经元却停止了发放。我们对机器人进行编程控制，使2号按钮直接在前臂上方移动，进入能触发该神经元反应的空间泡泡的中心位置。神经元本该剧烈反应，事实却恰好相反，它完全无动于衷。当猴子从1号按钮抬起手，伸向并按下2号按钮时，我们很不幸地得到了相同的结果：神经元没有任何反应。

　　我们怀疑是否已经丢失了这个神经元的踪迹，如果电极从旁边与它擦肩而过，我们就无法再拾取信号。因此，我们中断了当前的实验任务，重拾简单的装置，也就是那个绑在一根棍子上的乒乓球。神经元又恢复了反应——它依然在那里。

　　我们重新启动了实验，可是，只要猴子开始揿按钮，或者把手伸向按钮，神经元就保持沉默。

　　我们的多感觉神经元根本没有参与按压按钮的任务，它们似乎与引导接近附近的目标体毫无关系。当猴子执行这一任务的时候，它们停止了活动。

　　我被难住了。这一结果与多年来的假设相矛盾。同时，它也与其他学者得到的早期研究结果不符，根据那些研究，近体神经元会在碰触行为中变得非常活跃[3]（如今，这个谜我们已经解开了，我会在第八章中做出说明）。我很确信正在探究的是视觉引导行为的大脑机制，那么，为什么不起作用了呢？

　　各种复杂的可能性在我的大脑中打转。也许是因为我们将猴子训练过度，它所承担的任务现在已经成为一种自动化的反应，所以运动皮层停止工作，转而由大脑中其他一些更基本的部位接管。嗯，这听起来就像在胡扯。在以前进行的触碰任务中，我从未听说过有任何类似的情况发生。几十年来，神经科学家一直使用这种触碰任务，而且，所有预期的大脑区域都参与其中。但是，我们得到了截然相反的结果。个人空间神经元并没有参与这一触碰行为。

我们从未公布这些结果。通常情况下，阴性结果不会引起专业期刊的兴趣，用来博取同情倒是绰绰有余。如果我们当时能够将其公之于众，也许其他一些受假设条件和预期结果干扰较少的人就会发现其中的缘由。事实上，直到多年以后，我们才弄清楚实验失败的原因。

紧接着，我们又偶然发现了"圣经样"（biblical）细胞。[12]这个名字是我们自己起的。它们表现出了另一种与我最初的假设相矛盾的奇怪现象。

接下来，我就讲讲这类"圣经样"细胞的所作所为。通常情况下，我们会用简单的物体，诸如一个乒乓球、一根棉签等，来测试多感觉神经元。有一天——我确实已经想不起为什么这个念头会忽然撞进我们的头脑——我们改用一个塑料苹果和一条橡皮蛇来测试神经元，这两样东西都被固定在棍子上。猴子对它们的反应可谓泾渭分明。它想要苹果，紧盯着看的同时发出咕咕的声音，索要着这份款待。猴子会扬起眉眼，咂着嘴唇，同时发出呜咽声，这是它们撒娇装可爱的一种方式。它对蛇没有明显的反应，但总是用警惕的眼神盯着不放。谣传猴子惧怕蛇类，即使是那种圈养的猴子也同样如此，似乎这种恐惧已经被根深蒂固地植入了它们的基因。我无法分辨事实究竟如何，但是，这条怪模怪样的橡皮蛇的确没有引起猴子的兴趣。

我们找到一个神经元，它对脸部有触觉反应，并且一旦有物体接近脸部就会产生强烈的视觉反应。然而，当我们将塑料苹果靠近脸部时，神经元的反应消失不见了。正如我们在触碰实验中遇到的情况一样，神经元罢工了，它对苹果视而不见。但是，如果我们将橡皮蛇靠近脸部，神经元则疯狂地做出反应，剧烈程度比仅有一个乒乓球时高出3倍。

这种情况并不只是偶发事件。当我们用对"圣经样"细胞的刺激手段来测试更多的神经元时，得到了同样的结果。针对苹果的反应总是大大减弱，有时甚至完全消失。但是，由蛇引发的反应却异常剧烈，强度超过所有其他反应。近体神经元偏爱蛇，而非苹果。

我仍然无法理解其中的含义。我过于沉浸在自己的想法中，坚信这些神经元会引导各种运动，诸如躲避、触碰、推搡、敲击、将食物放进嘴里，以及其他任何行动。神经元对临近的物体存在某种偏好，这有些令人难以理解。又或者说，如果某个神经元确实表现出某种偏好，它理应对苹果的反应更强烈，因为苹果明显才是猴子最想得到的。

无论如何，究竟是基于什么机制，神经元能够区分一条蛇和一个苹果？神经元对形状敏感吗？或者对颜色敏感？难道是对面部敏感，从而对橡皮蛇的小眼睛和嘴巴反应强烈？突然之间，这些神经元似乎跃升到物体识别的最高级别。我们到底找到了何等疯狂的视觉反应啊？我陷入了一场概念上的灾难。神经元过去提供了一个连贯一致的故事，我在世界的科学报告中讲了近十年，然而现在，它们变得如此复杂而难以解释，似乎一切都失去了意义。

另外，还有一种相对简单的可能性，要我接受它却非常勉强。运动皮层的多感觉神经元可能主要起保护屏障（defensive shield）的作用，就像第二层皮肤。它们或许只参与对身体的保护，而非触碰、攫取这类目的性较强的行动。按照这种解释，当蛇出现的时候，保护屏障就开始发挥作用，激活神经元。而苹果的出现减弱了屏障的作用，因为只有这样，才能让果子近得可以一把抓起来吃掉。如果某个神经元在胳膊上有接触反应，还监测着胳膊附近的区域，那么它理应参与到胳膊远离临近物体的行动中，而非靠近——事实却与我试图用那个命运多舛的按钮实验验证的假说正好相反。

我拒绝接受这种保护屏障的解释，它似乎是在贬低我的那些神经元。我无法面对它们仅负责一半而非全部行动的可能性。回想起来，这种想法似乎很愚蠢，但我认为它几乎捕捉到了我聪明理性的外表之下隐藏着的一些情绪反应。仅凭直觉，我就隐约感到防御性假说是错误的。它让人避之不及。况且，它与我多年来在发表的论文中坚持的猜测和假设水火不容。

我想说，每个科学家都会犯错误，这一点确信无疑。我还想说，人们很容易在科学上犯错误，这一点也毋庸置疑。但是，我由此得到了一个难以忘怀的教训：绝对不要忽视数据。当你更重视自己的"直觉"——一个偏见的代名词，产生于各种合理或不合理的缘由——并决定使你的巧思妙想与数据相对立时，你就注定将与科学真理失之交臂。

有时，某个实验结果的出现会为你指出正确的结论，让你与过去的诸多假说一刀两断。21世纪初期，当我开始在普林斯顿大学领导自己的实验室时，我继续进行之前的研究，并尝试对一种旧方法加以创新。我们开始用微电流刺激大脑。这种刺激会使电极顶端附近的诸多神经元活跃起来，而神经元的活动又会触发某些行为，于是，我们立即就能看到这些神经元的作用。对于这种我们已经研究了数年之久的神秘的神经元，这是一种令人满意且干脆直接的方法。

在过去的十年间，我们经常在实验中给猴子戴上一个黑色毛毡眼罩，而我们自己可能也被相同的眼罩蒙住了双眼。我们了解到的东西寥寥无几。最终，通过电流刺激实验，我们摘下了眼罩，逐渐看清面前的真相。这些实验对整个运动皮层做出了崭新的诠释，不再仅限于近体神经元，它们甚至引发了一场关于大脑如何支配运动的认知革命。这个故事将在下一章中展开。

第七章

递到嘴边的手以及运动皮层其他令人震惊的发现

2000年夏天的一个早晨，我的朋友兼同事蒂林·摩尔博士（Dr. Tirin Moore）冲进了我的办公室。我记得他当时穿着一件未系纽扣的白色实验服，衣角在他的身后飘动，就像一位披着斗篷的超级英雄。"麦克，"他上气不接下气地说，"你必须过来看一眼。"

我跟随他经过大厅，来到他的实验室。墙边的架子上摆满了电子设备，上面布满了闪烁的信号灯、开关和旋钮。一张标准的大椅子被固定在房间正中，一只个头矮小、浑身毛茸茸的猴子正安安静静地端坐其中，眼巴巴地盼着能得到款待。

"快看这个。"蒂林说道。他的手上拿着一个塑料块，正中有一个红色的按钮，一根导线将它和最近的设备机架连在一起。他按了一下按钮，猴子的左手抬到距其左肩前方约15厘米处，大拇指和其他手指握在一起，形状像是要去抓住某个虚拟的物体。有时候，猴子确实会做一些奇怪的事情。或许它正在抓一团飘浮在空中的灰尘；或许这只是一个巧合。然而，不是这样的。当猴子的手落回膝盖上时，蒂林又按了一下按钮。瞬间，猴子的手又举到了完全相同的位置，手的形状也和刚才一模一样。

猴子似乎和我们一样感到惊讶。在按钮被按过大概5遍后，猴子用右手一把抓住左手，把它拉下来，并径直坐到上面。那天的实验就此结束。

蒂林正在测试一块被称为"额叶眼动区"（frontal eye field）的大脑区域，该区域帮助控制眼部和头部的运动。大约50年来，实验人员一直用电极和微电流人为刺激额叶眼动区，引起凝视方向的变化。[1-7] 蒂林对这一脑区进行了一系列漫长却精彩绝伦的研究。[8-14] 但是，每只猴子的大脑形状都略有不同，要想在它们的大脑中逐一准确定位，需要一个初步的试错期，并且免不了会犯错。正是在对一只猴子进行试错定位的初始阶段，蒂林把电极插进了一个意想不到的地方。鉴于手臂的运动如此显著，我们非常确定电极插入的地方一定向后出现了几毫米的偏差，因此探入运动皮层而非额叶眼动区。但即使是在运动皮层，要想触发如此复杂的运动，即一次完全协调一致的触碰行为，也闻所未闻。

若想明白当时我们有多么惊讶，了解一下相关的科学背景很有必要。在整个神经科学研究领域中，对运动皮层进行电刺激是一个最典型的实验方法。毫不夸张地说，在过去的130年间，这一方法被重复过成千上万次。在知识界这个早已被彻底搜索过的角落里，居然还能在无意间发现新的东西，真是不可思议。

可以说，1870年的一次实验堪称一道分水岭，自此以后，现代神经科学扬帆启航。[15] 两位德国科学家，古斯塔夫·弗里奇（Gustav Fritsch）和爱德华·希齐格（Eduard Hitzig）发现，大脑皮层这块覆盖在大脑表面、笼罩着神秘色彩的皱皱巴巴的肉，实际上却控制着运动——至少其中有一部分是这样的。

希齐格曾经在普鲁士军队中做过战地医生。他注意到，在人类大脑皮层的某些区域和运动控制之间，可能存在着一定的联系。在好奇心的驱使之下，他和同事弗里奇决定在狗的大脑中对此展开进一步的研究。他们的实验在家中完成，据说把弗里奇太太的梳妆台用作了实验台。他们将一条狗的大脑皮层剖露出来，然后用一台手动静电发生器发出的电火花进行测试。他们不断调整电流，直至当他们把电极放在自己的舌头上刚好有所感觉的强度。通过刺激狗的大脑皮层表面的不同位置，他们希望追踪到大脑皮层影响运动这一奇特假设的证据。

利用这些原始的技术，他们得到的发现在神经科学界引发了一场革命。

当他们用电极触碰大脑皮层距离大脑前端很近的一个特定位置时，狗的后腿出现一阵抽搐。当他们又刺激皮层附近的另一个位置时，狗的前腿发生抽搐。继续更换刺激的位置后，狗的脖颈处肌肉紧缩，同时头部发生抽搐。

当时，人们对大脑皮层的功能几乎一无所知。科学家们对一些复杂而微妙的功能，诸如情绪、信念和智力等，只有一些含糊不清的理论。戳一下那块肉，然后就能得到某种特定的反应，这种现象简直就是天方夜谭。但是，他们在那一刻一定知道，科学已经为他们打开了又一扇崭新的大门。从此，研究人员可以像工程师探测机器般探测大脑：刺激大脑的不同位置，然后观测结果。

从1870年到2000年的这130年间，在包括人类在内的几十种动物身上，成千上万的科学家不断重复这项实验。[16] 在确定与运动皮层相关的肌肉时，电流刺激成为首选方法。这就像弹拨提线木偶身上的细线。运动皮层上的每一点都是不同操纵线的源头，通过脊髓的中转，将控制指令传递到特定的肌肉群。足部受到大脑顶端部分的控制，舌头的控制单元位于大脑底部，身体的其他部分则系统地沿着这两部分之间的皮层带分布。这个分布图并非完美无缺，有的地方出现了重合，有的地方弄错了肌肉。但是从大体上看，人类的身体与运动皮层呈倒置的对应关系。

这一分布图最著名的版本大概来自怀尔德·潘菲尔德（Wilder Penfield）。在20世纪20年代至30年代间，他从患者那里收集到大量数据。[17] 出于医疗目的，通常是为了减轻癫痫病（epilepsy）的发作，他在给病人进行局部麻醉后打开了他们的头骨。他用手持电极探测大脑皮层的表面，轻轻地在这里或那里给予电刺激，标定大脑中可以通过手术切除的位置。在标定的过程中，他完成了数以千计的观测。据患者报告，这些局部的电刺激触发了惊人的感觉和记忆。当这种刺激施加在运动皮层时，患者会产生肌肉抽搐。潘菲尔德将相应的分布称之为存在于头脑里的"侏儒"或者小人，并为其绘制了一幅标志性的图像，画中扭曲的人物形象拥有巨大的双手和嘴唇。[18] 现在，几乎每一本心理学和神经科学的教科书里都会出现这幅图片（参见图7.1）。

现在，我需要向大家介绍一个虽然微不足道，但却不可小觑的细节。

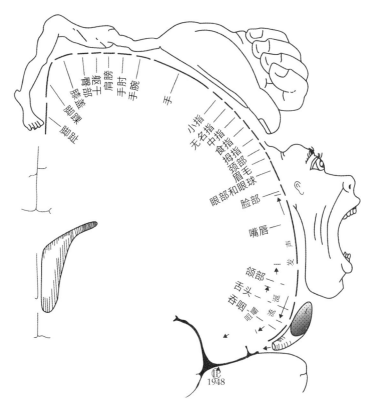

图7.1 人类大脑中的运动小人

运动皮层的解剖面如上所示［由潘菲尔德和拉斯穆森（Rasmussen）供图[18]］。运动皮层中的每一个点都被电流刺激，由此被唤起的肌肉痉挛也被记录下来。尽管皮层上的每个点可能会触发多个肌肉，还是能够辨别出一个粗略的身体分布图。［引自潘菲尔德和拉斯穆森所著的《人类的大脑皮层》（*The Cerebral Cortex of Man*），于1950年由Gale, a part of Cengage Learning, Inc.出版。经许可复制。］

在科学研究中，有时最不起眼的小东西会带来最巨大的影响，甚至能够颠覆最伟大的理论。在运动皮层的故事中，那个起到关键作用的小细节就是电刺激作用在大脑皮层上的时长。在传统方法中，人们通常采用非常短促的刺激——极尽一切可能的短促。在早期的实验中，例如弗里奇和希齐格用狗做的实验，[15] 静电仅仅在开始时极为短暂的瞬间，即放电的那一刻，对神经元产生刺激。在此后的实验中，当一系列高频电流脉冲被施加在皮层上时，神经元的反应会持续约20毫秒，即1/50秒。这点时间足够引发肌肉痉挛。

在1/50秒这个时间尺度上，任何动物都不可能做出有意义的举动。但是，研究运动皮层的科学家们对这种瞬时刺激的偏好却似乎有合理的理由。正如我在前面已经指出的那样，在他们的概念中，运动皮层就是类似木偶提线一样的东西。当你用尽可能微弱的刺激——最小的电流和最短的持续时间——触及皮层上的某个点时，一切就会顺理成章地发生：信号仅通过提线木偶的一根控制线传递出去，抵达某个身体部位的肌肉，甚至很有可能只有一块肌肉。这就是刺激实验的目标——在大脑皮层的每一个位点和人体的每一块肌肉之间建立映射关系。

但是，大脑的解剖结果却与这个目标背道而驰。在运动皮层中，一个典型的神经元可能会把联络信号向下传递到脊髓，进而对肌肉施加影响。但是，它也可能与大脑中的其他神经元保持联络：散布于运动皮层各处的、位于大脑皮层其他边远区域的，以及皮层下脑干深部结构中的神经元。运动控制系统是一个相互连接的网络，而不是一条从运动皮层中A点通向肌肉上B点的单向路径。

科学家们使用更微弱的电流和更短促的时间，希望能在一定程度上防止信号在整个网络连接系统中产生不必要的分枝。他们期待看到一个微弱而短促的信号以某种方式被局限在一条公认的最重要的通路上，即从皮层下行到肌肉的路线。如果施加的刺激过多，信号或许就会偏离预定的轨迹并且传遍网络的其余部分。

实际上，在科学家们看来，运动皮层中这种四通八达的连接状态是一种让人心烦意乱的干扰，因为它根本不符合有关运动系统如何运行的普遍观点。

偶尔，研究人员会尝试较长时间的刺激。[19-22] 但是，每当他们这样做的时候，大多会出现让人避之不及的复杂结果。是复杂的运动，还是简单的肌肉痉挛？肌肉痉挛与神经元的映射关系图已经被完美地建立起来，它在概念上是如此简单明了，对科学文化产生了如此大的影响，任何存在于平静表面下的潜在复杂性都像深藏于海底的怪兽哥斯拉。一些可怕的、梦魇般的、令人退避三舍的东西正威胁着这个井井有条的世界。

在科学领域，不同的专业通常会发展出各自的传统。这种文化上的多样性是科学界社会结构让人着迷的一部分。研究运动皮层的科学家们坚定不移地恪守着短促刺激的常规。与此同时，还有另外一群科学家研究的是距离运动皮层仅几毫米的一个脑区，并发展出完全不同的概念和传统。在研究额叶眼动区时，研究人员很快便意识到，这个脑区只不过是一个复杂网络的一部分。在那个复杂的网络中，神经元之间，以及不同的脑区之间，都有着丰富而紧密的联系。在这种情况下，如果用电流刺激额叶眼动区，那么，电极附近的神经元也会同时受到激发，它们的反应会进一步波及大量有联系的其他神经元，最终使大脑中的整个工作网络都被迅速动员起来。这一人为介入的信号会引发整个网络进入某种状态，而这一复杂的状态最终会引起眼睛的运动。按照此前的传统，尝试使用非常短暂或者微弱的刺激引导信号下行至某条通路没有任何问题。但显而易见的是，这种刺激同样会在整个眼动网络中传播开来。如果你想通过这个网络引起某种有意义的行为，例如平稳协调地改变注视方向，而非单纯的眼睛抽搐，那么就需要在自然行为的时间尺度上刺激该网络。[4、7、23-26]对于眼睛的运动而言，这意味着需要1/10秒至半秒。两者之间听起来似乎无甚差别，但实际上，它比通常刺激运动皮层的时间要长5~20倍。

蒂林·摩尔当时正在研究额叶眼动区，这一脑区的研究传统对他有着深刻的影响，因此他使用的是时长为半秒的电刺激。但是，在那个决定命运的早晨，他把测试眼动的实验步骤错误地用到了运动皮层。正是这一操作上的微小混淆，使长达半秒的电刺激被施加到运动皮层，一切从此改变。我们会在电刺激期间看到连贯的触碰行为，而非传统的那种胳膊抽搐的现象，其原因正在于此。

这一操作上的混淆让我想起有一条关于里斯牌花生酱杯[①]的电视广告，画面中的两个人撞到一起，其中一个说："嘿，你把你的花生酱弄到我的巧克力里了！"

我们进行了一项长期实验，希望看到在持续时间较长、达半秒之久的电刺激作用下，运动皮层可能会触发的复杂运动。一共有四位成员参与进来：蒂林·摩尔、夏洛特·泰勒（Charlotte Taylor）、猴子，还有我。其中，泰勒是当时实验室里非常出色的研究生。猴子是唯一一位轻松的成员，它从来不知道忧愁为何物。尽管由于实验的安排，它的胳膊和腿会做出

---

① Reese's peanut butter cups，一种内装花生酱、外包巧克力的点心。

奇怪的动作，但只要不断有葡萄干和迷你棉花糖的供应，它就依然情绪高涨。用我自己的话来说就是，我们在贿赂它。

那是我们开展这项新实验后的第5天。我们按下按钮，在运动皮层的某个特定位置上触发了一个持续半秒的电刺激。猴子立刻握紧了手，将拇指球紧贴着食指一侧，这是猴子紧握东西的一种典型方式。它转动手腕和前臂，将握紧的手朝着嘴巴递去。它把手举到嘴边，紧握住的那一部分正好位于嘴的前方。接着，它张大嘴巴。所有这一切非常流畅地同时发生，看上去完全像是自发的行为：猴子正在给自己喂食空气。然而刺激刚一停止，它的嘴巴就闭住了，手也重新落回膝盖上。

猴子的行为可能只是一个巧合。也许，它只是在那一刻感到想把什么东西放在唇边。我们无法相信是自己触发了它的行为，这一想法简直荒谬至极。我们又反复对猴子重复同样的刺激，直到最终不得不接受现实：每一次电刺激都触发了相同的反应。

我想如果用技术方面的术语来形容那一刻的感受，那一定是"精神错乱"。我不知道还有什么其他词汇可以用来描述当时的情况。大脑中竟有东西以这样的方式表现出来，实在过于出人意料。

我们跑出实验室，随便抓住一个碰巧在那天早上出现在大楼里的人。我们希望让他来帮忙看一下，以便确认我们并没发疯。我们按了好几次按钮，每一次，猴子都会把手递到自己的嘴巴前。我们临时请来的这位外部观察员耸了耸肩膀，问道："有什么问题吗？我不明白你们的意思。"他并没有意识到正是我们在触发猴子的动作。眼前的情形看起来如此自然而然，如此顺理成章，所以他以为自己不过就是在观看一只猴子兴味索然地做着所有猴子都会做的事情。因此，我们将按钮交给他："好吧，你按一下。"我始终记得他瞬间被震惊得目瞪口呆的表情。如果人在吃惊的时候头发能支棱起来，那一定会发生在那一刻。行使这种操控猴子的权力实在令人不寒而栗。

那天，我们长达数小时地研究大脑中这个被刺激到的位置，试遍了所有能想到的变化形式。我们用一颗葡萄干诱惑猴子向右侧、左侧、上方和下方伸手，但实际上，这些方向都不重要。无论手的初始位置在哪里，电刺激都会立即驱使猴子把手径直移向嘴巴。如果手已经移到嘴边，电刺激则会让手继续停留在那里，在嘴巴大张的同时持续半秒钟。

为了能看到这种运动的极限，我们让猴子先伸手去取一颗葡萄干。在它即将抓住葡萄干之际，我们按下按钮。顷刻之间，它的手在距离葡萄干不到1英寸①的地方握住一团空气。接着，它把握紧的手朝着自己的方向翻转过来，一直递送到嘴巴前。在大约半秒的时间里，猴子愤怒地盯着葡萄干，却对大张的嘴巴和停在面前的手无能为力。当刺激停止后，它飞快地再次把手伸出去，贪婪地一把抓过此前被夺走的奖励。我们不敢把这套把戏重复太多次，因为我们不想惹恼猴子。

我们缩短了刺激时间。当我们在较为传统的时间尺度上设置刺激时长为20毫秒时，肌肉痉挛被触发了。结果和经典的描述一模一样：手指发生抽搐；胳膊发生抽搐；嘴唇发生抽搐。当把刺激时间延长到100毫秒后，更多的活动被展示出来。每次，手都会紧握着抬高几厘米。而当我们将刺激时间恢

---

① 1英寸 =2.45 厘米，下同。

复到500毫秒，也就是半秒时，我们观察到了把手伸到嘴边的完整动作。我们继续尝试更长的刺激时间，持续了整整1秒，但是没再出现更多的复杂运动。猴子的手移到大张着的嘴边并悬停在那里，接着就保持这样的姿势，直至刺激结束才恢复自由。

我们将一个铅制金属环套在猴子的胳膊上，但是，电刺激依然克服了这份额外的重量，驱使猴子把手送到嘴边。

不过，我们确实在这一运动的复杂性和普适性方面发现了一定的限制。我们在猴子的手和嘴之间放了一张硬塑料片。当电刺激被释放时，猴子的手并没有巧妙地绕过这个障碍物。相反，手径直朝着嘴巴移动过去，撞到障碍物后便一直压在上面，直至刺激结束。

这一运动是复杂性和机械迟钝性的奇怪组合，它与猴子自身的意志没有任何关系。我们在后期的实验中发现，即使在对猴子实施麻醉后，依然能够触发同样的运动。我们启动了一个固有的运动程序，该程序将手、臂和嘴的肌肉关联到一起，让它们共同完成一个普通但有用的动作。

过去我常常猜想，对猴子而言，眼看着自己的四肢完全不受控制地胡乱摆动会是怎样的感受。自从完成这些初步实验之后，我终于有了一番亲身体验。

有一种实验方法可以刺激人类志愿者的运动皮层。它被称为"经颅磁刺激"（transcranial magnetic stimulation），包括直接透过颅骨的高强度磁脉冲。这是现代神经科学的主流技术之一。但是，它的精度远比不上我们在猴子身上做的刺激实验。与直接刺激大脑皮层中一个句号般大小，甚至更小的位点不同，采用这种方法施加的刺激会因为头骨的作用而减弱，更像用一把锤子敲击皮层中一块硬币大小的区域。我们有更大的可能性得到杂乱地混合在一起的结果，而不是某个单一且连贯的运动。但是，它的确会引起胳膊抽搐。

尽管磁脉冲会在受试者的头皮上引起一种奇怪的感觉，但并不会痛。受试者甚至都感觉不到有人在移动自己的胳膊——这个鬼东西就那么动起来了，我们以为是它自己在移动。一次，我参与了一位朋友的实验，他嘱咐我全身放松，安安静静地坐着。嘿，我的胳膊在动！我因此为自己的乱动而道歉。实验员却吃吃地笑着说："别担心，麦克，是我在捣鬼。"

我想这或许正是猴子如此喜欢这个实验的原因。它们四肢的动作虽然有点奇怪，但基本不会构成困扰。同时，它们还得到了食物和陪伴作为奖励。

我们每天早上8点开始做实验，每周工作7天，其间不停地喝着咖啡、可乐或者其他提神的东西。我们把猴子从它的安乐窝里接出来，同时迅速浏览一下电视上的晨间新闻——为了供猴子娱乐，我们特意准备了一台电视。接着，我们把猴子安置在实验室里，从运动皮层上选择一个位点开始研究。1微米接着1微米地，我们将电极缓缓插入，像潜艇上进行声呐测深并潜入黑暗深处的操作员一样监测着信号。当我们听到电极顶端附近的神经元发出的噼啪声时，就会停下来检查皮层上的相关位置。和过去的实验不同，我们不再每次只专注一个神经元。与之相反，我们研究的是簇集在电极顶端附近的所有神经元，它们的数量成百上千，集中在一个大约半毫米宽的区域，彼此间具有相似的特性。这种按照特性的簇集在大脑皮层的组织中非常典型。簇集在一起的这群神经元被称为"皮层柱"（cortical column），它们紧密地聚集在一起，相互之间关系密切，并能处理相似的信息。

这种簇集有利于电刺激方法的实施。我们可以通过换掉电线，而不是测定大脑的活动，将电流直接通过电极注入大脑。电流能激活局部的一群神经元，如果每个神经元都各自为政，那么结果将会是一系列彼此冲突的信号组成的大杂烩。但是，因为具有相似特性的神经元聚集在一起，电流刺激就会倾向于触发一小群相互耦合在一起的神经元，产生一个可以解释的结果。

我们通过电极注入的电流是一个方波脉冲。首先产生的是负电流，接着切换为正电流，随后回到零值。其中，能够触发相邻神经元的是负电流部分，而正电流部分则是一种切实可行的预防措施。电流脉冲经过小心的调节，可以避免任何净电荷的积累对神经元造成损伤。在我们的实验中，随时有一个人负责监测电流，确保脉冲的平稳输出。每个脉冲均持续非常短暂的时间：0.4毫秒，所带的电量大约为50微安，可谓微乎其微。与弗里奇和希齐格在19世纪完成的早期实验不同，如果采用我们的电流参数来刺激自己的舌头，不会产生任何感觉。（实际上，我就用这个电流刺激过自己的舌头，完全感觉不到它的存在。）但是，这已经足够以手术般的精准度立即触发电极尖端附近的神经元。

为了激活神经元，在大脑的相应位置产生较强的信号，我们将设备设置成每秒200个脉冲的刺激频率，整个刺激时间持续约半秒。猴子是一种行动迅捷的动物，它们的动作就像电影进入快放模式。事实证明，半秒大致就是它们触碰、攫取，用四肢和嘴巴做出其他一些运动的时间维度。

最终，当一切都已准备妥当——设备已经可以输出电流，相关旋钮也已调节完毕——我们就像一排法官似的坐到猴子前面。我们中的一个手持能够引发电刺激的按钮，另一个拿着笔记本，第三个则用葡萄干奖励猴子。我们要对皮层上的那个位点进行长达数小时的研究。

运动皮层上不同的位点会触发各不相同的运动。我们知道自己正在调动猴子全部天生的本领：触碰、攫取、像吃东西一样将手送到嘴巴前、像爬树或者跳跃似的手舞足蹈等。我们看着猴子将全部的本领一一展示出来，同时，在大脑表面也铺展出一幅这些动作的分布图。

随着我们按下按钮，一种具有机械可靠性的哑剧般的运动就被触发了，接着我们将电极移到皮层中的另一个位点，引发另一种完全不同，但同样复杂且可识别的运动。很难解释这种奇怪的现象，它原本是不可能出现的。

图7.2展示的示意图是对我们多年的实验结果所做的一个总结。[28-37] 在猴子的诸多行为中，最常见也最具特色的那几种都源自运动皮层的特定区域。这几大类运动都与猴子的自然行为相当吻合，正如后来我们带着一台录像机前往动物园和一座野生猴子生活的小岛时发现的那样。

起初，我们的分布图招致争议不断。运动皮层研究领域的学者们不愿意相信我们的发现，但我能理解他们的反应。特别的主张要有特别的证据[①]。身为一名科学家，我是这句格言的忠实信徒。我们提出的观点是如此新颖独特，与过去130年来人们尊奉的传统理论格格不入，无怪乎人们很难被它说服。然

---

① "Exceptional claims require exceptional evidence." 由美国天体物理学家卡尔·萨根（Carl Sagan）于1980年提出，后来成为科技界广泛认同的一句格言。

而，事实已经确凿地摆在眼前。当我做科学报告时，我时常感觉自己就像一名戴着遮阳帽的探险家，向大家描绘着一个我们在热带雨林中发现的神奇世界。面对满腹狐疑的听众，我唯一能说的就是，如果你不相信我带来的数据，那么你可以自己去亲眼见证一下。逐渐地，人们确实都这么做了。他们开始亲自做实验。

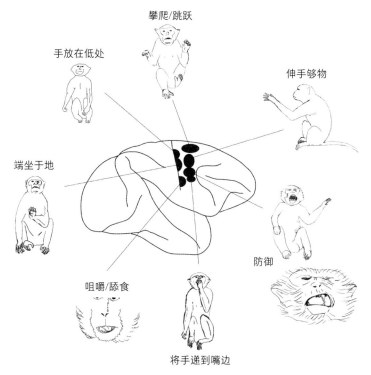

攀爬/跳跃

手放在低处

伸手够物

端坐于地

防御

咀嚼/舔食

将手递到嘴边

图7.2　猴子的运动皮层中的运动区

在与行为相关的较长时间尺度上，当用电流对运动皮层进行刺激时，一般情况下，会有七类运动形式被触发。[此图来自格拉齐亚诺（2008）。[16]]

　　时至今日，已经过去了十五年时间，我们的工作得到了广泛认同。我不能说人们百分之百地接受了它，有一些传统理论的支持者依旧坚守着阵地。但是，神经科学家每年都会发表越来越多的论文，讨论有关猴子、鼩鼱、大鼠、小鼠、猫、松鼠以及人类的复杂运动分布图。[38-57] 运动皮层的图像已经被彻底地更新了。

　　为什么有那么多科学家在以前看到的只是肌肉分布图而非运动分布图呢？如果运动小人是错误的，那么它为何会成为一种标志性的存在呢？

　　答案是：小人的理论并没有错。在一定程度上，普通的运动状态可以被分解到身体的各个部位，例如咀嚼由嘴完成，攫取由双手承担等，大脑中的运动分布图对应着身体各个部位的分布图。然而，身体的各部位在某种程度上又是相互作用的，就像嘴和手经常一起工作，臂部和腿部时常协调行动等，分布图中包括了身体部位的重叠。皮层确实包含着一幅身体的分布图——模糊且存在重叠部分的分布图，正如大家已经描绘了130年之久的那一幅。就其本身而言，小人的理论是正确的，但是它遗漏了一个更深层次的组织原则。皮层包含着一幅与各种运动形式相关的分布图，显示出身体各个部位以及肌肉之间错综复杂的相互作用。一旦对运动的各种方式有所了解，你就可以更详尽地认识皮层分布图了。[16, 35, 36]

第八章

超级胆小鬼和钢铁神经

如果近体神经元遭到电刺激，会发生什么情况？数年以来，我都致力于研究这些神经元，想弄清楚它们对行为的影响。它们是否控制着触碰行为？还是更像常规的雷达，出于某些或所有目的对周围空间进行监测？为什么这些感觉神经元位于运动皮层中？如今，我们找到了直接向神经元发问的方法。

我们将电极插入运动皮层正中的多感觉区，发现有一些皮层位点充满了嗡嗡作响的近体神经元。例如，某一位点上的神经元会在左颊受到触碰，或者视线之内有物体逼近左侧脸颊时发生反应。接下来，我们就用电流刺激这个位点，激活电极尖端周围的神经元。于是，我们观察到了以下这些动作，而且全部都是同时发生的：[1]

第一，闭上双眼。

第二，眼周肌肉收缩，带动眼周皮肤皱缩。

第三，脸颊肌肉收缩，上嘴唇被向上扯起，促使眼睛被皱起的皮肤保护起来。上嘴唇的这种反应在左侧尤其明显，因此会露出左边的上牙。

第四，左耳收起紧贴头部，似乎是为了保护脆弱的耳垂。

第五，头部迅速向右下方低垂。

第六，左肩耸起，仿佛为颈部和脸部在左侧筑起一道保护屏障。

第七，左臂突然迅速抬起，左手举到靠近左脸的某个位置，既像阻挡迫近的撞击，又像拨开一只害虫。

第八——我们花了一段时间才发现并准确测量了这一运动——眼睛向头部凹陷。[2] 这种收缩也导致眼睛以特有的曲线运动方式弹回凝视的中心。这一特殊而古怪的眼部运动异常重要，因为它根本不是一种常规运动，只有在做出防御性反应，例如被吓一跳时，才会出现。[3]

这些动作既是真实存在的，同时又是人为操纵的。它需要手、胳膊、肩膀、面部和眼睛的自然配合，看起来完全像是一种正常的退缩反应。然而，它们那种可预测的稳定性又让人感到颇为不安。只要施以电刺激，这些动作就会出现；只要刺激结束，动作也会随之戛然而止，这与自然的防御性退缩完全不同。如果我们仅让刺激持续较短的时间，就只能引发其中的一个短暂片段。如果我们延长刺激时间，这种防御性姿势就会陷入僵持状态：手一直靠近脸侧，眼睛始终眯起，直至刺激结束为止。有时，同行们会问我：这些被触发的运动是否真的自然存在，还是说它们从本质上就是非自然的？我无法确定这个问题是否具有科学意义。然而无论如何，答案都是：兼而有之。我们似乎是利用了一种非自然的信号，进入自然的防御回路之中。

猴子看上去对此毫不在意。它所摆出的防御性姿势，好像并不是因为我们给它带来了讨厌的感觉而产生的反应，它早已习惯自己的四肢被动地参与到这些奇怪的运动中。在被我们触发涉及左手的防御性动作的同时，猴子正高兴地用右手喂自己好吃的。在一次实验中，我们对猴子实施麻醉，在完全没有其自觉参与的情况下，我们发现电刺激引发了完全相同的结果。

我们又尝试了皮层上的另一个位点，它对头顶有触觉反应，并对从头顶的空间逼近脸部的物体有视觉反应。当我们用电流刺激这个位点时，猴子的头部会猛然下垂，同时双眼紧闭。

我们发现有一个皮层位点处的神经元会对左上臂的触碰做出反应，还会对视线中出现在前臂附近空间的物体产生反应。我曾经耗时十年思考像这种与手臂相关的近体神经元的功能。它们是否形成了大脑中对触碰产生反应的机制？是否监测着手臂周围任何物体的位置？是否会在反应被充分激活后，引起手臂朝向该物体移动？多年以来，这一直都是我苦苦思索的假说。那么，就让我们用电流刺激这个位点，来打破这个美妙的假说吧！

我们一直等到猴子的左臂放松下来才施加刺激。它的胳膊没有前移，也没有伸入那些神经元监测的空间，而是迅速摆出一个防卫的姿势，包绕在躯干的左侧，同时把手藏到身后。这种回避行为与寻常的防御性回避别无二致。当一位女子的手被蛇咬伤时，她惊慌失措的反应便与此颇为类似。这一次，猴子依然神色如常。当它的一只手参与典型的防御反应的同时，另一只手仍在喂自己葡萄干吃。

这类结果在诸多的实验以及许多的猴子身上均保持一致。如果存在于皮层某个位点上的近体神经元会对身体的某一特定部位产生感觉反应，那么，如果刺激该位点，就有可能触发对身体相同部位的保护行为。

这些结果解开了不少谜团。其中有个问题涉及近体神经元和触碰行为的相关实验，一度困扰了我很多年。在一份早期的报告中[4]，描述了一类对脸部有触觉反应，同时对迫近脸部的物体产生视觉反应的神经元。当猴子把手举起并靠近脸部时，至少有部分神经元会做出反应。按照当时对此所做的解释，这些神经元必然与靠近脸部的物体有关。部分是由于受到这一结果的启发，针对那些对手臂有触觉反应且对迫近手臂的物体有视觉反应的神经元，我尝试了另一个实验。但是，当猴子把手伸向旁边的物体时，这些神经元却保持沉默。（在第六章接近尾声的时候，我曾简明扼要地介绍了这个实验。）我们认为这是一场失败的实验，因此将其束之高阁。为什么会出现这种相反的结果？究竟首次公布的报告和我们的实验结果哪个是正确的？这些神经元是否参与了胳膊的运动？

此时，答案突然变得显而易见：两种发现都是正确的。负责监测脸部周围空间泡泡的神经元同时参与脸部的防护，包括协调手部上移阻挡物体进入受威胁区域的运动。监测手臂周围区域的神经元则参与撤回胳膊以躲避威胁，而非伸手接近旁边的物体。电刺激揭示了这些与各种近体神经元相关，特定且具有防御性质的动作。

在科学研究中，人们时常会寻求多种技术手段来得到同一个答案，这会令人对结果信心大增。在另外一个系列的实验中，我们在大脑中选定一些区域，通过注入化学药剂而非电流的方式进行刺激。[5] 这种被称为"蝇蕈醇"（muscimol）的化学药剂能在短时间内对神经元产生抑制作用，我们可以直接测量这种抑制效应。当我们第一次将电极插入大脑中正确的位置时，从扩音器里传来了神经元活动时爆发出的噼里啪啦的声响。当我们用细小的注射器将蝇蕈醇注入皮层中同样的位置时，神经元的活动就会沉寂下来，电刺激不会再引发任何声响。如果等上一到两个小时，化学药剂的效用逐渐消退后，神经元的活动会缓慢地恢复。

通过将蝇蕈醇注入多感觉区，我们创造出——此处，我实在想不出其他更合适的字眼——一只具有钢铁般神经的猴子。

我们采用多种方法测试了猴子自然的防御性反应。我们买来一支乒乓球发射枪，但效果并不好，它没有让猴子产生退缩反应。相反，猴子很快就能熟练地接住乒乓球，然后一把塞进嘴里大嚼特嚼。我们把张开的手掌伸到猴子面前晃动，但同样不起作用。猴子对我们太熟悉了，和我们之间的关系又如此融洽，所以它只不过在等着可能会送来的葡萄干。最后，我们用吹风机解决了问题。我们将一罐压缩空气与一组调节器和喷嘴连接在一起，这样就可以在多个不同的位置对着猴子的脸部喷气。同时，我们测量了各种面部肌肉的活动情况。吹风机带来的是一种温柔的刺激，不会太惹人厌烦，却足以引起可供我们完成实验的防御性眨眼和眯眼。

当我们将蝇蕈醇注入大脑一侧的多感觉区，同时用吹风机向猴子另一侧的脸部喷气时，猴子不再退缩，或者至少退缩行为有所减弱。我们注意到，它那一侧的脸颊依然可以活动。在它咀嚼食物或者朝我们扮鬼脸时，它的脸部肌肉和从前一样活跃，休止肌的张力也没有受到影响。但是，如果对着猴子的脸颊喷气，它的防御性反应却减弱了。在一些实验中，它甚至连眼睛都不眨。在那一刻，它就是在危险面前岿然不动的詹姆斯·邦德①。这个作用效果非常显著。需要特别记住的是，眼睛是防御性反射的重点保护对象。因此如果我们用吹风机对着自己喷气，无论这种刺激多么轻柔，想要做到不眨眼或者不眯起眼睛都根本不可能，这种反射如此之强是有其必要原因的。而通过微观定向地注射蝇蕈醇，我们却可以有选择地关闭一侧脸颊的防御。

接下来，我们又尝试了另外一种化学药剂：荷苞牡丹碱（bicuculline）。它具有与蝇蕈醇相反的作用，能够解除一些内在机制对神经元活动的抑制，从而让神经元兴奋起来。一时间，神经元变得更容易被任何输入信号激发。当我们将荷苞牡丹碱注入多感觉区后，反应模式与此前截然相反。[5]猴子变成了超级胆小鬼；吹风机引发了极度的面部扭曲和眨眼。见鬼，我们甚至可以将吹风机抛到一边，只需轻轻地把一根手指移向猴子脸部受影响的一侧，它就会反射性地摆出持续的防御姿态。只见它眯起双眼，耸起肩膀，扭转头部，同时还高举手臂。这种特殊表现给人留下了深刻的印象。除此之外，猴子的行为没有任何变化。它得到了葡萄干，并且似乎依然对这些额外的动作以及发生的一切毫不在意。半个小时之后，荷苞牡丹碱的作用消退，神经元以及猴子的反应都恢复了正常。

如果你想找到答案，那么最好的方法就是提出问题。我们提问，然后近体神经元来回答。它们并非为任何一般目的而对身体周围的空间进行编码，也不是将所有的感觉和运动整合在一起的发动机。它们在身体周围形成了一个保护层。

---

① 系列电影《007》的男主角。

每当我们对多感觉区的某个位点进行测试时，都可以确认此处的神经元会对身体上或周围的个人空间做出反应，电刺激会触发某种防御性反应。在后续的实验中，[6] 我们还测试了VIP区的一些位点，此处属于顶叶中近体网络的一部分（参见图5.1）。得到的结果是一样的，无论我们选择近体网络中的哪一个位点进行测试，电刺激都会激发出明显的防御行为。此后，其他的实验也得到了相似的结果。[7-9]

来自近体神经元的回答确信无疑，它们在防御行为的触发中占据主导地位，这引起了一些同行科学家的关注。最终，近体神经元在神经科学界为大家所接受。根据最普遍的解释，这些神经元监测身体四周的空间，在所有的运动类型中起到辅助的作用。显而易见的，我们需要这类关于周围空间的信息去触碰和攫取物体，做出踢打、推搡、抓挠、躲避、退缩等动作。如此明显有效的通用机制怎么可能仅仅局限于简单的退缩反射（flinch reflex）？

我的意思并非要夸大其词。这个问题如此重要，因此我将尽量仔细地回答它。我认为存在两个互相关联的答案，具体说来情况如下：

近体神经元怎么可能仅局限于简单的退缩反射，而不是处理诸如触碰和攫取等更复杂的运动？

答案1：大脑中还有其他网络可以处理此类定向性运动。

有大量文章专门论述与触碰和攫取行为相关的大脑机制。有两个脑区（如图8.1所示），即顶叶延伸区（parietal reach region）和背侧前运动皮层（dorsal premotor cortex），能够利用视觉信息设计出向目标体伸手的路径。[10-19] 另一对脑区（同样参见图8.1），分别被称为"前侧头顶间区"（anterior intraparietal sulcus）和"前运动F5区"（premotor area F5），可以利用视觉信息计算出应该做出怎样的手势才能准确地攫取物体。[20-25]。当其他网络似乎已经解决了这些特定的问题后，想要理解相对分散的近体神经元网络如何控制触碰和攫取行为就变得非常困难。

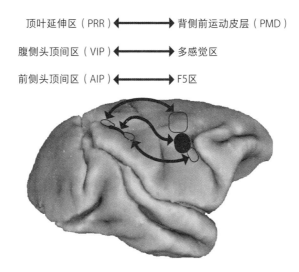

图8.1 在猴子的大脑皮层中，与触碰相关的区域（顶叶延伸区和背侧前运动皮层），与保护安全边际相关的区域（腹侧头顶间区和多感觉区），以及与攫取东西时控制手的抓握相关的区域（前侧头顶间区和F5区）。（猴子大脑皮层的图片由普林斯顿大学的马克·平斯克提供。）

或许，大脑会计算出各种各样身体周围的感觉空间，每个空间分别侧重某一类行为，例如触碰空间、攫取空间、防冲撞空间、眼动引导的空间，以及步行或奔跑引导空间等。毫无疑间，这些不同类型的空间会发生相互作用。大脑中计算这些空间的网络之间可能存在交流，但不同的网络似乎侧重有本质区别的行为类型。对这种多重空间均在大脑中有所体现，并且每一种都与特定的运动形式相对应的情况，卡罗尔·科比（Carol Colby）[26] 曾进行过非常明确的描述。近体神经元是一种特殊的神经元，它们的触觉反应异常灵敏，把一根头发弄弯的轻微触感就能将其激活。另外，它们对身体附近或正向身体靠近的物体还会产生最活跃的视觉反应。这一切似乎都意味着这种神经元具有保护性的功能。

近体神经元怎么可能仅局限于一种简单的退缩反射？

答案2：那不是简单的退缩反射。

近体神经元并非退缩神经元。它们的功能更接近安全边际神经元，退缩只不过是它们能完成的诸多复杂行为中微不足道的一种。

当我们以每秒可达200个脉冲的高强度刺激激活近体神经元后，出现了较大且可辨识的防御性反应。但这只是一个极端的个案，显示的是在作用范围一端的系统情况。如果我们降低刺激的强度，防御性反应就会相应地变得较为微弱和缓慢，直至电刺激低到一定程度后，便不再引起任何明显的反应。我们发放刺激，猴子的胳膊却静止不动。但是，这种刺激依然会影响到正在进行的行为。例如，想象一下猴子伸手去拿一颗葡萄干的动作。当这个行动进行到一半时，我们施以微弱的刺激，结果会怎么样呢？猴子的手不再沿着最短的路径伸向葡萄干。相反，这种刺激似乎把它的手轻轻地往旁边推了一下，让它的轨迹变成了一条曲线。这种微妙的影响可能更接近神经元在正常情况下每时每刻的作用范围。

正如我们从实验中已经了解到的，一般情况下，靠近身体的物体会引起近体神经元发生反应。但是，这种反应通常不会是爆炸式的，而更接近一种温和的响应。与平时相比，神经元的发放也许会更迅速一些，但这种低强度的活动并不会引发明显的行为，也不足以触发退缩反应。不过这也算是一件好事，否则每当有物体靠近或触碰到我们时，我们就会缩成一团，这绝对是一场行为灾难。相反，这些神经元对周围物体产生的持续而微妙的反应，或许会对进行中的行为做出精细的调整。如此这般，该系统细化了我们与外部世界互动的方式。

通过研究人与猴子的行为，我认为自己最终理解了安全边际普遍而基本的功能。接下来，我会举几个日常生活中的例子来具体说明。

此时此刻，我正坐在书桌旁。在我打字、接电话、打开抽屉，或者拾起一支掉到地板上的铅笔时，我的胳膊一直在持续运动着。一不小心，它就会在桌子的尖角上撞得青肿——桌子的尖角真是个不可饶恕的家伙。如果我在伸出手臂的过程中以正常的峰值速度撞在那个尖角上，那么我敢肯定自己一定会受伤。到底是什么让我的胳膊幸免于难呢？似乎我的身体有自己的思想，让胳膊轻而易举地避开了那些有害的碰撞。相关的计算过程如此深地隐藏在意识层面之下，竟无人注意到这种日常能力的惊人之处。毕竟，人们很难意识到并未临头的灾难。我们习惯性地将各种"好运气"视为理所当然，而思之甚少。

有些人笨手笨脚的，但从总体上来讲，当他们穿过门廊时，一般不会把肩膀撞到门框上。他们不必特意去思考这件事——有些东西一直在监测着他们身边的物体，甚至那些他们根本没注意到的，并随时帮他们修正进行中的动作以避免任何碰撞。

几周之前，在我办公大楼的门厅处，有个人站在我身后正掀起他的雨帽。因为外面雨声嘈杂，我没有听见他的声响，而我的个人空间机制也没有将他纳入考虑范畴。于是在我转身的时候，眼睛猛地撞到了他抬起的胳膊肘上。在你的脸意外地撞上什么东西之前，你根本无法想象转身这个简单的动作背后蕴藏着多么大的力道。如果你的个人空间系统准确地定位了身边各个物体的位置，那么这种猛烈的碰撞绝对不可能发生。该系统能够缓冲你的动作，阻止绝大多数此类小悲剧的发生。一旦它出了错，砰！这时你就会意识到它有多么重要。

几年前，我曾在接连三个月的时间里雄心勃勃地参加每周一次的空手道课。我并不是一个出色的学生，我的水平也从未达到橙带①以上。但我确实学到了一点，那就是人们几乎总会收住拳头，任何人都对此无能为力。在你的身体中，存在着一些东西在保护你的拳头。在你的大脑里，某个机制在引导你竭尽全力击中一块木板，同时，另一个潜意识的机制却把你的拳头往后拽，让你在击中目标前的最后一刻收住力道。要想克服这种内在的保护性冲动，必须专门花时间训练。我之所以会提起这个特殊的例子，是想强调安全边际并不总是关于如何在危险面前全身而退，它同时也对朝向目标体的运动进行微调。保护机制可能不会专门将你的手向目标体引导，却会在你的手接

---

① 橙色腰带为空手道段位标志之一。

近目标时加以保护。

　　就在刚才，我想去拿一块新鲜出炉的巧克力饼干。我知道它很烫，我的手在那里不停地重复同样的动作——触碰、缩回来、犹豫一下再去触碰。最终，我小心翼翼地将饼干拿了出来。这又一次说明，安全边际并不只是简单的撤退机制，它能接连完成伸手触碰和攫取的动作。每当我们伸手去取东西的时候，相同的缓冲机制（cushioning mechanism）或许都在发挥作用，只不过是以一种更不易被察觉的方式。否则，我们就会弄伤自己的手指，碰翻饮料，并且在每次试图拍别人的肩膀时，都要冒把对方弄疼的风险。

　　一次，我和一位朋友去大峡谷（Grand Canyon）玩。在我的一生中，还从未见过如此深邃的峡谷。我们从山顶出发，然后沿着峡谷陡峭的一侧蜿蜒而行。道路很窄，到处满是碎石，一侧的崖壁高高耸立，另一侧则是令人胆战心惊的悬崖。我指着走在我们前面的一对游客，低声说道："看看他们。看他们的身子都歪成什么样了。"这对游客看上去就像有条腿被人锯掉了几英寸似的。他们拼命地倾斜着身体，让自己尽可能远离危险重重的悬崖一侧，而且他们本人好像根本就没意识到这种情况。我觉得这很有趣。但是，我的朋友却以同样的低声耳语回应道："伙计，你自己也和他们一样。"的确如此，我们也都倾斜着身体。体内的某些东西已经觉察到了危险的存在，它们精细地调整着正在进行的动作，保证我们远离危险。想要站得笔直似乎需要花费额外的力气，我好像在与一种看不见的力量抗争。

　　还有一次，我从一架飞机上下来。这是那种小型航空公司的飞机，在机场航站楼总是找不到合适的位置。乘客们通过一辆大巴被送到出站口。但是，大巴车太小了。机场服务人员又是推搡又是哄劝，总算将我们都塞了进去，让我们挨挨挤挤地站在车厢里。无论是在纽约的地铁还是在新泽西的快线上，我都从来没有和人贴得这么近过。我非常确信，这一定违反了某些安全规定。这时我注意到，没有任何人的脸部或身体前端碰到其他人。无论我们周围的空间如何被压缩，某种心理因素都将人们像弹簧似的向后推开。

几个月前，我险些被一个玩滑板的家伙撞到。他正在练习一个复杂的动作，包括让自己顺着一组水泥台阶滑到下面的院子里。当时，我正沿同一组台阶拾级而上，嘴里还嘀咕着马上准备演讲的内容。就在最后一刻，我抬眼望去，看见一个身影正朝我逼近。在我意识到究竟发生了什么之前，大脑中的那些关键区域就果断地采取了行动，将心不在焉的我从危险中拯救出来。

我发现自己呈半蹲姿势，抱紧双臂保护住自己。那个滑板小子则呼啸着掠过，距我仅有几寸之遥，其T恤衫的一角从我耳边扫过。他在下面的石子路上摔作一团，身体蜷缩起来保护自己，而他的滑板则摔到20英尺开外的地方。不过，他看起来没有受伤。他一言不发，我也同样默然无声。小插曲而已，我想，然后站起身来继续前进。他拾起滑板，重新开始练习那个顺着台阶往下滑的动作。

身体周围的安全边际至关重要，它几乎塑造了我们生活中的每时每刻。一般情况下，它表现为对我们进行中的动作给予持续不断、不易察觉的微调，偶尔则通过明显而快速的防御性退缩发挥作用。它始终与我们如影随形，无论我们是否意识到它的存在。

　　至少在大体上，我们已经逐渐明白安全边际是如何连接到大脑中的。从某种意义上来讲，它是一个被激发出来的气泡罩，就像是包裹在我们身体周围隐形的第二层皮肤，在关注周围空间的同时也对远处的空间略有兼顾，同时通过视觉、听觉、触觉，甚至黑暗中的记忆力来追踪物体。它依赖于一组有着明确定义的脑区和有着非凡属性的特殊神经元。在猴子身上，人们对安全边际已经进行了透彻的研究。在过去的15年里，大量的研究成果揭示出在人类身上也存在着类似的机制。下一章，我会对这些研究的新浪潮展开介绍。

第九章

人类的近体雷达

　　我们人类与猴子的相似程度比自己愿意承认的高。长期以来，神经科学家们都利用这种相似性在猴子身上研究大脑机制，然后再把得到的发现迁移到人类身上。在前面的几章中，我讲述了20年来我们在猴子身上完成的实验，实验结果揭示了大脑中存在一个负责监测身体周围安全边际的网络，并给出了它的大致轮廓。尽管人类的大脑比猴子的大10倍左右，并且大脑皮层中包含更多的功能区域，尤其是那些与更高层次的认知和语言相关的区域，却很可能存在类似的近体网络。作为监测和防卫个人空间的基本生存系统，它十有八九会被保留下来。但是，人类的近体网络或许有自己固有的癖好和变化，与工具的使用和社交相关。

　　然而，对人类大脑进行测试是一个挑战。最直接的办法并非不可能，但很少有人使用。例如，我在前面的章节中提到过的实验大多采用将电极插入大脑，测量不同神经元活动的方法。通过这种方法窥视大脑的逻辑门，简单而且有效。在某些出于治疗目的而被插入了电极的人类患者身上，有时会进行这类实验，但那是很罕见的情况。据我所知，在人类大脑中还未曾展开过有关近体神经元的实验。

当我们将人工信号，即电刺激泵入电极并注入簇集在猴子大脑中的神经元后，得到了令人难以置信的发现。这种方法在人类中也有一段很长的应用史，但依然仅限于因临床需要而进行大脑检查的患者。作为实验人员，我们并没有太多的脑区可供选择。据我了解，没有任何针对人类近体神经元的刺激实验。

由于缺乏最直接的实验手段，研究者们必须依赖自己的智慧，从意想不到的角度解决问题。在过去的15年中，科学家出色地迎接了这个挑战。各种富有惊人智慧的实验已经对人类的近体空间进行了探究，这些实验利用我们行为中一些微不足道的癖好，揭示出大脑内部可能正在发生的事情。

在本章的开头，我需要先做出两点说明。

首先，当科学家通过密切观察人类的行为来研究身体周围的空间时，他们并非在挖掘一个纯粹的信号。他们更多的是在观察大脑中多个系统的综合效应，而不仅限于编码安全边际的近体神经元。大脑中的其他系统可能更侧重与触碰、攫取、移动眼睛或者行走等相关的空间，所有这些系统都同时做出反应，它们的特点会通过人类活动的细节体现出来。在本章我即将介绍的诸多实验中，很难或者根本不可能将这些不同的影响区分开来。

其次，由于近体空间与我们的日常行为之间存在大量的相互作用，与此相关的文献简直无穷无尽。每年都有越来越多的实验证实大脑会对身体周围的空间进行特殊处理，并且这种处理几乎涉及生活中的方方面面。此处，我不想进行一番面面俱到的回顾，把本章扩充成内容庞杂的一整本书。相反，我会举几个例子，介绍一些在我看来特别巧妙且有见地的实验。因此，我要对那些完成了卓越的实验却未被提及的科学家们表示歉意。

忽略，近处和远处

想象一下，你在医院里苏醒过来，却发现身体左侧的空间被从意识中抹去了。更严重的是，你对自己失去了什么甚至一无所知。对你身边的其他人能看见并做出反应的各种东西，你却完全意识不到它们的存在。这种症状被称为"半侧空间忽略症"（hemispatial neglect），是由脑损伤引起的最古怪也最可怕的综合征之一。[1-4] 通常情况下，它是中风损伤了右侧的大脑皮层，即顶叶和颞叶的交界处，使病人失去了对左侧空间的意识。[5, 6] 尽管出问题的也可能是右侧空间，即由于左脑损伤引发对右侧空间的无视，但这种情况比较罕见，目前对其原因尚无定论。

患者会和站在病床右侧的人说话，而无视左侧的那些人。他可能会只吃盘子右侧的食物，然后便认为自己已经用餐完毕。如果有人转动盘子，他会惊讶多出来的食物是从哪里冒出来的。他还有可能仅穿半边的衣服，因为在他的意识中，既不存在左臂，也没有左边的衬衫袖子这回事。这种问题甚至会影响到他的想象力。如果让他想象自己站在一座熟悉的城市广场中，[7] 他会根据记忆仅描述出身体右侧的建筑，而左侧却是一片空白。如果让他想象自己掉转方向站在同一座城市广场中，他便会记起此前居于身体左侧的建筑，而将刚刚描述过的那些建筑抛诸脑后。如果让他画一张钟面，他会先画一个圆，然后将从1到12的所有数字统统挤到右侧。[8] 显然，他明白自己需要填入12个数字，却不再有左半侧区域的概念。患者经常会意识到，他们给出了矛盾的或者荒谬的答案，并为此颇为苦恼。但是，他们不清楚自己究竟在哪里出了问题，因为他们连想象左侧空间的能力都已经失去。这种造成严重后果的空间混乱感可能会持续数月，在某些病人身上甚至可达数年之久。

　　通常情况下，可以通过一种快速而简单的测试对忽略症进行判断，该方法不需要复杂的仪器，因此在医院的环境下就可以完成。测试人员交给患者一张纸，上面画着一条直线，然后要求患者在这条直线的中心点处画一个记号。正常人能准确地将直线一分为二，而半侧空间忽略症患者却对直线的左侧无能为力，因此最后画出的记号严重向右偏离中心点。[9]

　　然而，症状并不总是如此明显。有时，你会在表面症状之下发现奇怪的矛盾之处。仍以那位无法把纸上的直线一分为二的病人为例，这一次，他坐在一堵无法触及的墙面前。我们在墙上画一条直线，然后让他用激光笔对直线进行划分。[10] 依然是同一位患者，却顺利地完成了任务。近处的空间，存在问题；远处的空间，问题消失。

　　此类实验[10-21] 证明，大脑将空间至少划分为两个不同的部分：可以接触到的空间，以及距离太远而无法触及的空间。（在下一章中，我将针对利用手持工具扩展可接触空间后出现的情况展开讨论。）就某些病人的情况而言，似乎近体机制受到了损伤，负责处理较远距离的机制却毫发无损。同时，另外一些病人则显示出完全相反的症状，[11, 13-15] 他们可以处理临近的空间，但对远端空间无能为力。每每想到大脑损伤竟能带走一部分思维，我都会感到不寒而栗。

消 失

当患有半侧空间忽略症的病人逐渐康复时，相应的症状通常会减轻为一种危害程度较弱的症状，即"消失"（extinction）。[22] 如果在屏幕上仅仅展示一张图片，患者能够看清楚。无论将图片置于何处，或高或低，或左或右，患者都能将其指出来告诉你。如此看来，患者似乎已经摆脱了半侧空间忽略症的折磨。但是，如果同时展示两张图片，一张在左侧，而另一张在右侧，那么，右侧的图片就会占据患者的全部注意力，并有效地抹去左侧的图片。单侧忽略的情况又回来了，病人只能汇报右边的图片。

伊丽莎白·拉达瓦斯（Elisabetta Làdavas）及其同事利用消失现象进行了一系列巧妙的实验。[23-32] 在这些实验中，感官输入被降到最低点——只有光点和对手部的触碰。实验人员将注意力集中在那些深受一种特定的消失症状困扰的患者身上，该症状对他们的触觉造成了影响，但对视觉无碍。患者坐在一张桌子旁，双手放在视线范围内的桌面之上。用一个机械设备轻轻地触碰其中一只或另一只手，患者能够汇报这种触碰。但是，如果双手同时受到触碰，患者则只能汇报施加在右手上的触碰，而忽略了左手。患者在触觉方面也受到了消失现象的折磨。

接下来，实验人员尝试将触觉和视觉混合起来。右手附近的视觉刺激是否会消除患者左手感觉触碰的能力？在靠近右手的位置出现小光点的同时，患者的左手被触碰。再一次地，患者没有感觉到这一触碰。视觉和触觉似乎融为一体，当一侧出现某种情况时，无论它是被感觉到还是被看到，都会清除病人感知另外一侧触碰的能力。

最后，实验人员尝试改变光点到手的距离。结果证明，当光点离右手足够远的时候，它对患者处理左手相关信息就不再产生影响。右手似乎被一个范围有限的空间泡泡包围，该泡泡随着胳膊而移动，与右手如影随形。在这个泡泡之内的任何东西，无论是被看到还是被感觉到，都会对左手产生影响，导致其失去对任何情况的感知能力。

这个以手为中心的影响范围表现出的特征，非常类似于我的实验室在猴脑中揭示出的近体神经元。[33] 很多近体神经元都在对手部有触觉反应的同时，对其附近的物体有视觉反应。当手移动的时候，视觉反应区随之移动，就像一个包裹着手掌的气球似的。

在一系列实验中，拉达瓦斯及其同事利用消除法发现，在人类的面部和躯干周围也存在类似的空间泡泡，[25, 32] 这些空间泡泡对触觉、视觉以及听觉较为敏感。[28, 29] 人类很显然拥有与猴子非常相似的近体机制，该机制通过将各种感觉和紧贴身体表面的关键区域联系起来，监测身体周围的空间。当头部和四肢移动时，该空间也会随之发生弯曲和变化。至少某些患者的症状是因为近体机制受到了部分损伤。通过针对这些患者展开精心设计的实验，就能揭示出潜在的空间计算的迹象。

交叉提示

在本章中，我目前描述过的研究均涉及脑损伤。就患者个人而言，脑损伤是一种悲剧，但它使科学家得以怀着一丝愧疚感窥探大脑的工作机制。健康的大脑使人联想到天衣无缝的才智，而当某个特定脑区受损后，缺憾就会显现出来。各种脑功能开始四分五裂，例如周围空间和远端空间，然后我们开始了解其背后的机制。但是，结果明确的实验在自然状态下是不会出现的。中风可能导致规模较大且分散杂乱的损伤，该损伤会蔓延到大脑皮层的多个网络之中，引发若干令人困惑的混合症状。除了这种复杂性，脑损伤发生后，接踵而至的是大脑开始重新连接，形成一些反常的补偿和解决方案。如果你对脑损伤患者进行研究，得到的结论中有多少可以扩展到正常的、未受损伤的大脑呢？也许有很多，也许根本就没有。基于这些原因，在那些没有任何脑损伤或者异常情况的正常人群中，也就是志愿者身上，对发现的成果进行验证非常重要。

在研究健康志愿者的脑部功能时，你需要特别机敏。你所寻找的是人类行为中隐藏得最深的信号，它们揭示了在表面状况之下工作的轮子和齿轮。有一个时常被人称为"交叉提示"（cross-cuing）的标准实验成了这一研究领域的主力，被用来探究大脑如何处理周围的空间。它并非唯一可行的实验，但是它简单易行，费用低廉，而且更重要的是，它便于进行改造，因此能够从多个角度解决周围空间的问题。

交叉提示法是由约翰·德赖弗（John Driver）和查尔斯·斯宾塞（Charles Spence）开发的，最早开始于1998年。[34-39] 这个标准方法有多个版本，其中有一个简单的版本是这样的：假设你是一位志愿者，此时正坐在桌旁，你的双手放在桌面上，食指紧紧按在一个能发出短而轻的振动的机械装置上。这个任务并不复杂，你要做的只是尽可能快地判断出振动是连续的还是跳动的。每隔几秒，该装置就会向你的手指发出一个新的刺激，然后你做出回应。有时是右手受到刺激，有时则是左手——但在两种情况下，你的任务都是一样的。

与此同时，在你周围会出现其他刺激。一盏小灯可能会在你的左手或者右手旁闪烁，灯光与你的任务没有任何关联。你最好对它视若无睹，但毫无疑问的是，它会对你的反应产生影响。如果灯光在你的右侧亮起，紧接着你的右手食指受到刺激，你会下意识地对这一振动做出更快的反应。似乎灯光将你的注意力吸引到手周围的空间，让你能够对施加在手上的触碰进行更快的判断。与此类似，如果灯光在你的左手旁边闪烁，紧接着你的右手受到刺激，那么你对振动的反应就会变慢。显而易见，灯光暂时将你的注意力吸引到左手周围的空间，从而偏离了右手。

通过让光出现在手周围的不同地方，以及把手放在不同的位置，实验人员标记出一个以手为中心的关键空间，在此空间内，灯光会影响到对手部触觉信息的处理。这个结果与依附于手上的空间泡泡是一致的，非常像某个近体神经元的响应区。

这一结果被称为跨模式一致性效应（cross-modal congruency effect），或者交叉提示。此后的许多实验都表明，处理肌肤附近的刺激给人们带来了不易察觉的益处，无论这些刺激是视觉的还是听觉的，也无论它们是靠近手部、臂部、脸部、躯干，还是整个身体。[40-54] 人类大脑显然围绕着身体构建起一个视觉外壳和声波空间。这种实验甚至不用交叉提示就可以实现，仅仅需要一种刺激即可，例如一个光点。实验中，志愿者只需对光点做出反应，当光点出现的位置恰好靠近志愿者的手时，他的反应会加快。[48, 49]

在我看来，这些研究最大的价值就是无须向人类大脑插入电极，研究者就能探究大脑处理周围空间的模式及细节。交叉提示实验、研究消失现象的实验，以及半侧空间忽略症的相关实验都指向同一个结论。紧贴身体的空间在大脑内都有其特定的关联区域。各种感觉被整合在一起，形成了监测周围物体的视觉-听觉-触觉雷达。而且，这并不只是一个雷达系统，因为并不是只有一个包裹着身体的巨型空间泡泡。相反，身体的各个部位似乎都被包裹在其各自的泡泡内。因此，该机制并不是按照传统的空间处理理论所描述的那样，根据头部或者胸部的某个单一参照点对物体进行监测。相反，它用到了我最初提到的"身体部位中心坐标系"[55]，这是一种更加灵活的空间体系，能够根据遍布身体各处的多个参考点实施空间监测。因此，与其说我们住在量身打造的陆军坦克中，不如说我们每个人都被包裹在一套整合到一起的中世纪铠甲中，这套铠甲能够随着肢体和头部的移动而弯曲变形。

安全边际

在我刚才介绍的实验中，涉及的视觉刺激简单而无聊，例如闪烁的光点。如果你将光点替换为更有意思的东西，例如一只蜘蛛，会发生什么情况呢？一个交叉提示实验发现，与一只人畜无害的蝴蝶向手边靠近时相比，一只逼近手部的蜘蛛能让人们更加清楚而迅速地觉察到触碰。[56] 这个结果令我回想起我们的"圣经样"神经元，它们对逼近的橡皮蛇反应异常剧烈，却对靠近的苹果无动于衷。[57] 这说明人类的近体机制和猴子的一样，都更注重对身体的保护。

在与人类防护空间相关的研究中，亚内蒂（Iannetti）及其同事关于手与眨眼反射（hand blink reflex）的工作是我最喜欢的例子之一。[58-63] 这是一个简单的实验：对手部施以轻度的刺激，如果手的位置靠近脸部，就会眨动眼睛；如果手的位置远离脸部，就不会眨眼。通过把手放在若干不同的位置上，实验人员就可以确定脸部周围的防护边界。这种方法显示出在头部周围存在一个隐形的罩子，与近体神经元的感受野非常类似。

另外还有一些我很喜欢的例子，包括进行触碰的同时避开障碍物。在把手伸向某样东西的时候，为了避开障碍物，我们会自动地调整路线。[64-66] 甚至当干扰物并没有阻挡在该路线上，只是出现在附近某处时，我们似乎也会调转手的方向，使伸手的路径从直线变成曲线。在一个特别简单的研究中，[66] 人们把手伸向目标体的同时，一杯水就放在旁边。手的移动路线因此而变得曲折，似乎玻璃杯造成了一个斥力场。路线曲折的程度取决于杯子的情况，如果杯子是空的，说明危险很小，如果杯子是满的，则需要特别留心。我很喜欢这个实验，因为它测试的是一个简单而寻常的现象。当我们身处一个乱糟糟的环境中时，几乎每次伸手去拿东西都会出现类似的现象。无论我们是否清楚地意识到这一点，我们总是会观察并做出相应的调整，确保避免胳膊或手的任何部位与不该碰到的东西相撞。

我并不认为大脑对身体周围空间进行监测仅仅出于自我保护的目的，我可不想把邻近空间的所有数据一股脑儿地归类为防御性质。正如我在第八章中提到的，针对触碰、攫取以及其他各种日常行为，大脑可能构建了各自的空间代表。但是，依附于四肢和头部的近体机制及空间泡泡存在着一些特别之处。这种特别的机制以特有的几何样式对周围空间进行编码，似乎更侧重于自我防护。

佩羽毛的帽子和橡胶假手

一位妇女戴着一顶佩有一根直立鸵鸟羽毛的帽子，跳进遮盖得严严实实的马车车厢，羽毛却没有折断。她是怎么做到这一点的？

1911年，英国神经病学家亨利·黑德爵士（Sir Henry Head）和戈登·福尔摩斯爵士（Sir Gordon Holmes）提出了这个似乎有些琐碎的问题。尽管有关脑损伤病人的论文[67]以铺天盖地之势向他们涌来，但是两人却自信地思考起佩戴羽毛帽子的特殊技巧问题。为了回答这个问题，两位学者提出了自己的观点，结果贡献出心理学和神经科学领域最重要同时也最经久不衰的理论之一。这一推测性的段落给科学界带来的影响，比长度接近一整本书的论文的其余所有部分的都大。

他们提出，大脑构建了一个身体图式（body schema）[他们称之为"姿态图式"（postural schema）]。身体图式是一种模拟，一套与身体的形状和结构相关的计算信息，能够追踪四肢、躯干和头部——它们的大小和形状，它们是联动的，它们每时每刻的位置，以及它们在进行怎样的移动等。[67-71]身体图式为作为一种物理存在的我们了解自己究竟是谁提供了一种解释，并且使大脑能够对身体行动做出准确的计划和调整。根据黑德和福尔摩斯的观点，如此擅长佩戴羽毛帽子的妇人肯定已经将羽毛纳入自己的身体图式中。羽毛在不知不觉间被当作身体的一部分延伸，包裹到正常的安全边际内，就好像参加晚会的妇人专门为当晚长出了一个特别高的头部。由此可见，身体图式具有很强的适应性自有其道理。随着个体的成长发育，身体的尺寸和体形也随之发生变化，身体图式必须与这些变化步调一致。

羽毛帽子现在已经有些过时了，我喜欢用马修·博特维尼克（Matthew Botvinick）和乔纳森·科恩（Jonathan Cohen）在1998年研究过的橡胶假手错觉（rubber-hand illusion）来作为展示身体图式的现代版本。[72]这种吓人的错觉很容易被拿来折腾朋友，又或者被朋友用来吓唬你。你在桌旁坐好，将一只胳膊（假设是你的右臂）放在桌面。胳膊被一块纸板挡住，因而你看不见它。另外，你能看到在桌子上有一只橡胶假手。橡胶手套也凑合能用，或者你可以到万圣节商店投资一只质量可靠的橡胶假手。为了更好地赋予场景真实性，你可以用一条袖子把这只橡胶假手和你的肩膀连在一起。尽管连着袖子，这只假手看上去依然不会让人信以为真，当然也就糊弄不了你。每次我尝试对学生们进行橡胶假手错觉测试时，他们都会因为这种荒唐行径而咯咯直笑。

一位朋友隔着桌子坐在你的对面，手上拿着两把小刷子。她用其中一把轻轻地拂过你真正的那只手，同时用另一把轻抚那只橡胶假手。从你的角度来看，尽管明显有所感觉，却并没有看见她正轻抚你真正的手。你所能看见的只有那只橡胶假手在被拂弄，你对真手的感觉都与看到的情况相一致。

当这种同步的拂弄持续几分钟以后，你会产生一种近乎毛骨悚然的感觉：你开始把橡胶假手认作自己真正的手。在理性认知上，你知道这是错误的。但是不知怎的，这种感觉始终挥之不去。我自己也曾体验过类似的错觉，很难用语言去形容它有多么强烈和惊人：那个橡胶制成的东西居然成为自己身体的一部分！这就好像有一种无形的能量——你本质的一部分，延伸了出去，并形成这只橡胶假手。你的身体图式已经把它纳入其中。

在展示的第二阶段，你的朋友做了一些细微的调整，不再同时拂弄你的真手和假手。尽管时间差只有几分之一秒，但已经足以提醒身体图式你所感受到的和看到的碰触并非一回事。几乎就在一瞬间，那种错觉消失了。再一次地，出现在你眼前的仅仅是一只橡胶假手而已。

错觉的强度可以用多种方法测量，但我最喜欢的方法是掏出一把锤子或者刀子，然后对准橡胶假手发起进攻。[73] 如果错觉正处于活跃状态，那么此刻你会做出防御性惊跳反应，甚至可能会举手在身侧摆出防御性姿势。你的皮肤电导反应（skin conductance response）会急速上升。一旦你知道那是橡胶假手而不是你自己的手后，你通常会放声大笑，或者为自己下意识的防护反射而尴尬不已。如果不存在错觉，例如在不同时间拂弄真手和假手，情况就会大不一样。突然袭来的锤子的确会引起惊诧，但是，它既不会引发同样的反射以保护手部，也不会激发同等程度的皮肤电导反应。

橡胶假手错觉显示出身体图式与我们身体周围的保护空间有着多么紧密的联系。对大脑而言，近体空间是身体向外的延伸，是身体无形、绵软，并且可以被穿透的一部分，包裹着更为坚固、可见的身体部分。从根本上来讲，这两部分都属于你，也都受到大脑的监视。

在橡胶假手错觉的研究上，卡罗林斯卡学院（Karolinska Institute）的亨里克·埃森（Henrik Ehrsson）及其同事做出了无与伦比的贡献。[74-81] 我无法对他们的那些聪明而精彩的实验做出公正的评价，但是我会介绍几个与近体空间密切相关的例子。在一个错觉实验中，[81] 研究者发现刷子实际上不必碰到橡胶假手。在这种变体中，实验人员在你的视线之外用一把刷子拂弄你的真手，与此同时，在距离橡胶假手上方几厘米处，用另一把刷子拂弄空气。这种操作看起来很古怪，却产生了意想不到的效果。

正如在标准的橡胶假手实验中一样，你感到这只假手好像属于你。它变成了你的手，这真让人毛发倒竖。它已经成为你身体的一部分。同时，你还会感到仿佛有一种磁力在把已经属于你的这只手往上拽，使它向那把悬浮的刷子靠拢。此时，并没有出现认知混乱。你明白橡胶手是假的，也清楚并不存在所谓的磁力。但是，这种错觉异常强大。橡胶假手的周围似乎存在着一种无形的力，能够与刷子相互作用。

这种磁力-触碰错觉存在一定的空间界限。如果刷子处在橡胶假手上方10厘米的位置，错觉就会出现。如果刷子处于橡胶假手上方1米处，错觉则会消失。两种情况之间的变化大致出现在橡胶假手上方40厘米处。这个实验优雅地展示了近体空间如何部分地从手向外构建。

在我看来最古怪的橡胶假手错觉的版本中，并没有橡胶假手的参与。在这一版本中，[79, 80] 你躺在地板上，头部靠着枕头，这样，你就可以向下看到自己身体的整个长度。但是，你并不是直接注视着自己的身体，而是戴上了一个与摄像机相连的视频眼镜。你所看到的是另一具躺在某个房间地板上的躯体，姿态和你完全一致。对你而言，这仿佛就是在观察自己，同样地摊开身体，穿着衬衣、牛仔裤和运动鞋。你当然不会被这个视觉图像迷惑，你知道自己看到的是其他地方传来的视频图像，此处不存在任何认知混乱。毕竟，它看上去和你的身体并不是真的一模一样。

实验人员用一根小棍子轻轻地触碰你的腹部，你清楚地感受到了这个动作。与此同时，在摄像机的视野里，他们用另一根小棍子同步地触碰那个假人的腹部。你能在看见一根小棍子触碰假人腹部的同时获得亲身的体验。结果怎么样呢？一两分钟之后，你开始出现毛骨悚然的错觉，觉得那个假体属于你。看上去，画面里的假人似乎就是你自己。你知道这只是一个错觉，但这种感觉异常强烈。人们对这些身体图式错觉的理解远远不够深入。

现在，实验人员对步骤进行了一点改变。他们还是触碰你的腹部，并且同步在摄像机的视野里触碰假人。但是，这一次的假人是个12英尺高的巨人。结果又会怎么样呢？再一次地，你产生了毛骨悚然的错觉，你感到你正在注视着自己躺在地板上的身体。但是，在你的错觉中，你并不觉得自己的身体变得硕大无比。你对身体尺寸的感知还是正常的大小，相反，你觉得所处的房间看上去就像小人国。你那尺寸正常的身体正躺在一个袖珍房间的地板上，各种袖珍的家具将你环绕其中。

以相反的设置完成同样的实验步骤，也能得到类似的结果。实验人员触碰你的腹部，与此同时，他们在摄像机的视野里触碰一个假人，只不过这一次假人的大小和芭比娃娃相近。错觉再次出现了，你感到自己那大小正常的身体正躺在巨人的房间里。墙壁离得很远，家具也巨大得普通人根本无法使用。

这些实验表明，我们人类是以自己的身体为出发点理解周围空间的。大脑先构建出身体图式，也就是我们内在的身体模型，再以这个内核为起点重构身体周围的空间。

人脑中的近体网络

在第五章中，我介绍了猴子大脑中负责处理近体空间的网络区域（参见图5.3）。图9.1展示了人脑中的部分近体网络，至少目前为止人们已经对其进行过研究。[82-92] 它包括顶叶中的一个大致近似于猴子的VIP区的区域，以及运动皮层上一个可能相当于猴子的多感觉区的区域。我猜想，人类的近体网络会更大一些，可能还包括其他的皮层区域以及皮层下的结构，例如壳核。但是，我们目前已有的数据尚不完整。不同的研究显示出各脑区混杂在一起，而图9.1中所展示的区域则是最具一致性的。

在公众中广为流传的各种神经科学神话之一，就是你可以把某个人塞进一台功能磁共振成像（functional magnetic resonance imaging，简称fMRI）扫描仪，给他们设置好任务，然后观察执行任务的过程中大脑的哪些点会亮起来。事情实际上要更复杂一些，因为大脑总是不间断地处于工作状态之中。如果你每次只能在一块区域发现活动，那么通常情况下，这种活动本身没有任何意义。相反，你需要对两种情况不断进行比对，以此为基础加以判断，是否某个脑区在一种情况下比在另一种情况下更活跃。除非对实验进行过精心设计，否则很难解释其结果。

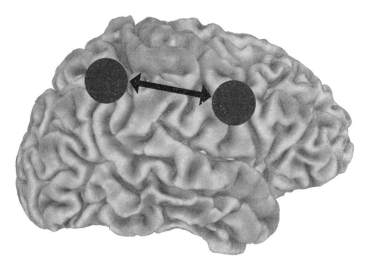

图9.1　人脑中的近体网络

与人脑处理个人空间有关的大部分研究表明，活动中心位于后顶叶皮层（posterior parietal cortex）以及腹侧前运动皮层。这两个皮层区可能与最初在猴子大脑中发现的两个区域相关，即顶叶中的VIP区以及运动皮层中的多感觉区。人类的近体网络可能包括更多的大脑区域以及皮层之下的结构，但是迄今为止，人们依旧未能窥其全貌。

例如，在塔玛·马金（Tamar Makin）及其同事所做的一次实验中，[84] 一位志愿者躺在扫描仪的床上，一种视觉刺激，即一个运动的球，进入其身体周围的空间。在情况1中，参与者的手在飞近的球旁边，在情况2中，手的位置远离球。两种情况下的视觉刺激一模一样，只不过球体与手之间的距离发生了变化。当然，大部分的脑区都会对视觉刺激做出反应，但是，是否某些脑区在第一种情况下的反应比第二种的更剧烈一些呢？如果事实如此的话，那么这些脑区可能拥有更多对手部周围空间做出反应的近体神经元。这个特别的实验表明，当手靠近球时，一系列脑区，包括部分可能对应于VIP区的顶叶以及部分可能对应于多感觉区的额叶，活动都会增强。

此处，还有另一个巧妙的实验。[88]一位志愿者躺在扫描仪中，在一些测试中，用一个气垫粉扑轻触其脸部；而在另一些测试中，则用某种视觉刺激向其脸部逼近。尽管分布在大脑中的很多区域都会对这种或那种刺激做出响应，但是，只有极少数脑区对两种类型的刺激都有反应。在这些具有多重感觉的大脑区域中，其中之一不出意料地位于顶叶区，可能与VIP区相关；另一个则位于额叶区，可能与多感觉区相关。

实验过程中，有各种各样乱七八糟的东西逼近这些不幸的参与者的脸部、手部和身体。[82-92]侵入的物体有时是一个声源，有时是画着一张脸的图片，还有时是固定在一根棍子上的球。不时用一台MRI扫描仪对大脑区域的活动进行测量，偶尔会有磁脉冲透过颅骨对某个脑区进行暂时性的干扰，同时测量被试者的反应。通过所有这些操作，研究人员发现，有两个脑区与近体空间的一致性是最好的，即顶叶中可能对应于VIP区的一个区域和额叶中可能对应于多感觉区的一个区域。

到目前为止，近体网络的大致轮廓至少已经在猴子和人类的大脑中被确定下来。有几十种方法可以对它进行判断和测试，包括监测单个神经元的活动，对大脑给予直接刺激，观测脑损伤患者，以及观察我们对光线、声音以及触碰做出的微妙反应等。这种科学知识的积累是证据汇总的一个罕见但美妙的例证。在神经科学领域，像这样能将多个碎片完美地拼接在一起的故事并不多见。科学只是起点。我们可以预见，在未来还会出现大量的相关实验，对近体网络进行探测、干扰、激活，然后测量它在不同条件下的反应情况。

　　尽管在近体空间方面，我已经介绍了众多的基础性工作，不过故事中最有趣的部分还没有登场。既然我们已经对大脑的机制有所了解，我们就可以更深入地提出一些让大家都感兴趣的问题了。近体机制如何对我们生活中的其他方面造成影响？它如何影响我们对自身的感觉、我们使用工具的能力、我们的文化，以及我们的社会性和情绪化的行为？事实证明，近体机制虽然以背景的方式运行，并且大多数情况下都是在不知不觉间起作用，却对人类有着异乎寻常的影响力。在本书后面的各章中，我会重点讨论这些大问题。

第十章
裹在工具上的个人空间

现在，我需要你把自己想象成一位200万年前生活在非洲的奥杜瓦伊峡谷（Olduvai Gorge）的能人（*Homo Habilis*）。骄阳之下，你正坐在满是尘土的地面上制作一件石头工具。你拿起一块差不多足球大小的燧石，把它放到膝盖上，用左手将它稳住。接着，你用右手拿起一把小石锤，沿着燧石的边缘不断敲击。每一下敲击都会有边缘锐利的碎片从燧石底端掉落下来。这些粗制的碎屑可以用作刀子，你毫不费力地就能用它割下一片肉。如果你需要的话，还可以继续加工碎屑，对它们进行捶击、打磨，或者用石锤在这里或那里反复敲打。这就是数百万年前我们的祖先制作石器的燧石敲击术（flint knapping）。当时，他们的大脑尺寸只有我们现代人的三分之一。[1-4]

现代的古人类学家已经还原了在人类历史的不同阶段，石制工具的制作方法，从简单的碎片技术（flake technology），到能生产出轮廓优美、有凹槽的长矛和箭头的更复杂的技术。[1-4]从建筑学到计算机科学，从汽车到航天，我们掌握的一切伟大，有时甚至称得上恐怖的人类技术，都从制造这种石制工具的能力中诞生。

在那时，我们的祖先一定已经具有某种特殊的智力。打制石器是一门艺术，仅用一块石头猛砸另一块是行不通的，尽管这可能是发展出制造技术的起点。你一定要对敲击燧石块的位置、力度、角度，以及它们与另一侧落下的碎片形状之间微妙的关系做到心中有数。此外，你还必须清楚什么样的石头是好材料，而什么样的石头不能用。即使你已经有了正确种类的石材，还必须检查石块内部的质量是否合格，有没有出现裂隙或断层。在这一过程中，灵动的想象力将发挥重要的作用。有了它，你才能设想自己会如何使用这件工具，并据此确定该工具的形状。一旦工具制作完成，你需要手指的力量、复杂的抓握能力以及一定的灵活度来握住它。为了使用它，你还需要良好的视觉引导。所有这些能力都不断发展并融合到一起，使我们的祖先能够开发工具。

但是，现在我要把注意力转移到另一种更基本的能力上，也就是你必备的使用石制工具的能力。这种能力通常"深藏不露"。我们往往不会把它当作工具使用的一部分，事实上，我们几乎很少想到它。但是，如果没有这种能力，我们的祖先就无法使他们的原始工具制造水平发生飞跃。

使用工具时，我们自己的近体缓冲区围绕着工具向外扩展。

当你左手把燧石固定在膝盖上，右手用一把石锤对其进行敲击的时候，稍不小心就会蹭伤左手或者擦伤膝盖。我之所以知道这一点，是因为我曾亲自尝试过。制造石制工具是一种颇有教育意义的锻炼，每个人都应该在人生中的某个时期尝试一次。这是对人类最遥远根源的一种回归。每时每刻，你都必须注意石锤周围的空间。当你挥动锤子之时，你可不想砸到自己的膝盖或手指，又或者在锤子上扬时撞到自己的鼻梁，特别是当你专心致志地工作时。你必须时刻监控整把锤子周围的空间，捕捉到任何碰撞的可能性。

一旦你完成了自己的石制切割器——顺便补充一句，它的边缘可以和外科手术刀一样锋利，在摆弄它的时候需要特别小心——使用它可不只是把刀刃向目标瞄准那么简单。你必须同时监控刀刃与其周围任何东西之间的空间关系，无论是你自己还是他人的皮肤。在这件工具的周围必须有一个受到严格监控的空间边界，否则它就会变得危险。

同样的准则也适用于所有现代的手持工具。想象你正在使用一台吸尘器。这项任务的核心部分显然是控制好吸尘器的吸嘴，让它扫过地板上簇集的灰尘。与此同时，可能你根本没有意识到，你一直在监控着整台吸尘器的周围空间，确保它不会撞上家具或门廊，并且避免碰翻花瓶、伤及猫咪或擦伤自己的腿。即使是在清洁结束之后，你依然毫不马虎。你并没有将吸尘器随手塞进角落里，而是小心翼翼地放回去，确保不会在护壁板上留下划痕。

再举一个更普遍的例子，大部分人都知道如何熟练地使用叉子，甚至我们错误地认为这是一件轻而易举的事情。但是，在我们的潜意识之下，存在着纷繁庞杂的计算过程。每个孩子在使用叉子时，都必须完成一项复杂的任务：把叉子明确地伸向想要的食物，然后准确地送进嘴里。在这一过程中，他们还要注意避免把其他食物碰到盘子外面，或者打翻装着牛奶的杯子，又或者扎到自己的嘴唇。使用叉子需要对叉子周围的空间有精妙且下意识的认识。

无论使用何种工具，想要保证过程顺畅无阻，你都必须对其周围的空间信息进行一番处理。除了引导工具向目标移动外，在下意识里，你还要同时避免或者减轻碰撞。有一个简单的方法可以解决这个问题，那就是运用你已经拥有的大脑机制去保护身体的各个部位。正如我将在本章中简要介绍的那样，有证据表明，你的身体图式已经将使用的工具整合进来。它变成了你的一部分，就像我在前一章讲过的羽毛帽子。你围绕着这件工具扩充了自己的安全边际，将它纳入其中，并构建出潜在的碰撞空间。我并不是说这种个人空间的扩展是使用所有工具的基础，发明和使用一种工具需要大量的经验。但我相信，能够根据外来物体进行扩展的可变化的安全边际，是工具使用的一个必要前提。如果没有这种近体机制，我们的祖先就不可能发展出石器技术，也就不可能有现代的复杂技术。我当然更不可能给你们讲这个故事，因为我没法使用键盘或钢笔写作这本书，而且这些东西永远都不会被发明出来。

直到1996年，入来笃史（Atsushi Iriki）及其同事在日本完成了一次堪称里程碑的实验[5, 6]，人们才开始将工具使用与近体神经元联系在一起。他们训练了一只猴子使用工具，然后研究猴子的近体神经元。

不同于更接近人类的黑猩猩，猴子并不以工具使用而闻名，它们通常在野外环境下也不会制造工具。很明显，它们缺乏认知能力。但是，它们能够学习使用工具，南美洲的悬猴（Cebus monkey）有时候甚至会用石头锤子砸开坚果。[7, 8] 而且，训练一只猴子使用一把新的工具并不困难。在入来笃史的实验中，坐在桌旁的猴子被固定在一把为它专属的高脚椅上。

作为奖励的食物就放在桌子上，猴子伸手就可以碰到，不费吹灰之力就能抓过来吞进肚子里。但是，研究人员有的时候会把奖品放在它拿不到的位置。研究人员还给了猴子一个耙子，大概有1英尺长。稍加鼓励，猴子就学会了握住耙子，用它把放在远处的奖品拢向自己，直到奖品触手可及为止。

经过几个月的训练，当猴子已经能够熟练完成这项任务后，研究人员开始把目光聚焦到顶叶皮层的近体神经元。例如，他们发现有一个神经元，一旦有任何物体出现在手臂附近约20厘米的范围内，就会做出反应。在确定了该神经元的反应区域之后，研究人员把耙子交给猴子。他们再次测试了该神经元的视觉反应，并没有发现异常。神经元对出现在同样的区域内，即距离手臂大约20厘米的范围内的物体做出反应。仅仅多了一件工具的变化对该神经元没有任何影响。

在接下来的5分钟里，猴子获准利用工具获取食物。在完成这个工具使用的环节后，依然拿着工具的猴子的手顺从地放在桌子上休息，此时研究人员再次开始测绘该神经元的视觉反应区。在工具已经使用完毕的情况下，神经元的反应区向外扩展，并将该工具囊括在内。现在，神经元会对1米范围内的视觉刺激产生反应，其对应的空间泡泡与那个细长的工具大致重合起来。

随后，研究人员停顿了约15~20分钟。在此期间，猴子依然温顺地坐在原地。然后，他们再一次绘制了视觉反应区。此时的反应区又缩回到它最初的大小。

大约有一半的神经元会出现同样的情况。近体神经元并非只监控手边固定不变的区域，相反，该区域可以暂时扩张，将工具囊括在内。

发现猴子大脑中的近体机制参与工具的使用是非常棒的突破。同时，这也是一个有趣的开始。但是，猴子并非天生的工具使用者，它们的大脑系统并没有为了使用手持工具这个特殊目标而经历数百万年的演化。或许在实验室中经过大量使用耙子的训练后，它们能够以其独特的方法来处理这件工具，但是，这显然与人类使用工具并无任何相通之处。那么，近体机制是否有助于人类的工具使用呢？

关于人类，最早同时也最具说服力的证据来自大脑因中风而受到损伤的患者。在上一章中，我介绍了单侧忽略症的症状，这是一种非常严重的身体失衡，通常由颞叶和顶叶交界处的损伤所引起。此处，我先简要地帮你回顾一下相关症状，然后再解释它与工具使用之间的关系。

有一位妇女的中风出现在大脑右半球，当她在医院醒来后，发现自己患上了半侧空间忽略症。她对身体右侧的东西能极好地做出反应，却忽略了左侧的情况。她无法给左眼涂眼影，无法给左侧的身体穿上衣服，也无法吃到盘子左边的食物。在这位妇女的情况里，单侧忽略仅限于身体附近的空间。她能够使用激光笔在面前的墙上标定物品，无论该物品是在左侧还是右侧。但是，如果在她面前很近的地方放上一张纸，然后让她指出上面绘有的物品，她却只能指出右侧的那些，似乎对左侧的存在毫无意识。因此，大脑应该至少存在两类空间机制，一类负责近处的空间，另一类则负责远处的空间。具体到这位患者身上，负责左侧近体空间的机制受到了损伤。[9]

现在，到了故事真正诡谲的地方了。这一次，我们交给这位患者一个木制的指示棍取代激光笔，然后要求她轻敲墙面来指示物品。结果，单侧忽略的问题也殃及了墙面，[10-14] 她没法成功指示左侧的物品。显然，她不再具有观察到它们的能力，与此同时，她却依然能够指示右侧的物品。

当她手上拿着激光笔的时候则没有任何问题，她能够看见整面墙壁。当她拿起木棍后，空间瞬间就分解了，她再也看不到左侧的墙面。

我们该如何理解这个匪夷所思的结果呢？似乎交给这位患者一根木棍与交给猴子一把把子一样，都会引起临近空间的机制向外扩展，将工具囊括在内，而随着患者大脑的相关机制出现故障，单侧忽略的症状也沿着该工具向外扩张。

现在，很多在脑损伤患者和健康人群中展开的研究都对近体空间在使用工具时的变化进行了测试。[15-27] 这些实验所使用的诸多技术手段，我在前面的章节中已经进行过介绍，例如消失以及交叉提示这两种标准方法。尽管还有其他一些可供选择的解释，[28-30] 但这些结果大多指向同一个结论：与猴脑类似，人类的近体空间也会向外扩展，把手持的工具容纳在内。例如视觉近体空间的扩展会包裹住一把轮椅，[26] 听觉近体空间的扩展则能包裹住一根导盲杖。[19]

为了使用手持工具，在最低限度上，你需要三种不同的感觉-运动能力（sensory-motor abilities）协同合作。首先，你需要以正确的方式抓住工具。大脑中有一个专门负责控制抓握行为的网络结构。[31-33] 其次，你需要用工具瞄准目标。在大脑中同样存在一个专门的网络结构，引导你的手沿着某条路径在空间中移动。[32-34] 第三，就像我在本章中通篇谈到的，你需要扩展自己的安全边际，直至把工具容纳其中。近体网络负责的可能就是这第三种能力。

正如我在第八章中指出的那样（参见图8.1），这三种大脑网络在顶叶中彼此紧密相连，侧重攫取、触碰和近体空间的皮层区域挤在一起。它们并非彼此间绝对独立，相反，它们的边缘部位会有稍许重叠，而且相互之间可能存在联系。在我看来，这三个位于大脑顶叶的区域更像是三位共享同一间办公室的不同技术领域的专家。他们迟早会开始聊天，而一旦他们的专业知识结合到一起，就会迎来见证奇迹的时刻，由此涌现出某些革命性的成果。在产生联结的某处，顶叶中的信息发生交叉渗透，工具使用的智慧火花便首次出现在了灵长类动物的大脑里。[35-39]

第十一章

为什么吸血鬼咬脖子很性感，以及近体空间的其他社会影响

一天，我发现自己钻进了一个牛角尖。这问题真让人挠头不已：如果大脑拥有一个如此强大的机制，能够监测身体近旁的安全边际，并条件反射般地对入侵者加以清除，人们还怎么可能有性行为？

关于这个问题，我想得越多，答案就变得越趣味横生。

安全边际是可调节的，这一点已经十分明确。一旦遇到令我们精神紧张的人时，它就会向外扩展，为我们建立从那些人身边隔离开来的缓冲区；如果是朋友，它则会向内收缩。对于猴子而言，安全边际在遇到蛇的时候会扩展，而看到苹果时会收缩。由此看来，这种机制仿佛拥有一个声音控制旋钮。情绪激动时，旋钮就放大声音，保护罩相应向外扩张。此时，身体被置于严密的保护之中，远离任何东西的侵犯，比如我们在实验中将兴奋性化学药剂应用于近体神经元后，它们会立即产生剧烈的反应。[1] 如果朝着减弱的方向转动旋钮，保护罩就会

变弱，朝着皮肤向内收缩。这在我们的实验中也可以找到相应的现象，当时，我们对近体神经元使用了抑制性化学药剂。[1]

在性行为中，肌肤之亲不可避免。而且，这可不仅局限于手牵手、肩并肩那么简单，其中还涉及一些最脆弱同时也是防护最严密的身体部位。此时，安全边际必须归零。在这种激情四射的时刻，近体神经元应该被切断电源，否则，我们完全无法克服那些拒人于千里之外的身体反应，更别提建立什么亲密关系了。

对于这个问题，我想得越多，就越能意识到在前戏和性行为过程中，安全边际的收缩并不只是一个实践中的几何问题。或许它最初只是一种机制上的需要，但如今早已变成一种唤醒性的肢体语言。向所爱之人展示你已经收回了保护罩，这完全是一种社交行为。

想要了解这一点，只要想想亲吻某人意味着什么。你那原本作为一件武装有牙齿的攻击性武器的嘴巴，却贴在了另一个人的皮肤上。亲吻本身就是一种询问："你确定我可以进入你的防御区域吗？"如果允许自己被他人亲吻，则是在回答："是的，我的防线已经就此撤退，我允许你用你那咬人的武器触碰我。"

在性行为中，脖子是一个特殊的参与器官。在捕猎者看来，它是身体上最为脆弱的部位。气管、颈静脉、颈动脉以及脊髓均贯穿其中，因此，脖子是食肉动物最理想的攻击点。强大的防御性反射一般会保护它免遭侵犯，通过低垂头部、耸起肩膀、抬起胳膊来形成防御姿态。脖子也是一个异常敏感的部位。如果有一只虫子落在你的脖子上，或者某个调皮鬼悄无声息地从背后凑上来碰了你一下，一般情况下，你会迅速摆出防御姿态。基于同样的原因，脖子是对性接纳进行测试的绝佳位置。下一次，当你亲吻某人的脖颈时，一定要记得用牙齿紧贴对方的颈静脉。你的爱人应该会摆出一副与防御行为完全相反的充满诱惑和暗示的姿态，而不是退避一旁或者拼命挣扎。对方的肩膀会下沉，而不是高高耸起；身体会略微向后拱起，而非向前蜷缩；头部则倾斜上扬，露出脆弱的脖颈。你们可以通过这种互动测试确认互相之间的接受程度。我并不是说我们在刻意这么做，实际上，我们从未在理智上思考过这些姿态的含义和原因，它们深深地根植于我们的本能里。人类在亲密关系方面已经演化出行之有效的信号，它们是在正常的防御性封锁和退避的背景下出现的。（在天鹅的交配中，脖子同样也起到了核心作用。）

翻阅时尚杂志时，你总会看到一些女模特的照片。通常情况下，她们的造型都是头部轻微歪斜，露出修长的脖颈，这一姿态的潜台词似乎是："嘿，小子。这不就是你们这帮色鬼的最爱吗？我露出脖子了，为了你们，我已经卸下所有的防备。"

过去我常常感到好奇，为什么人们普遍认为吸血鬼很性感。这种看法出现在我接触过的各种与吸血鬼有关的电影和小说中，如果追根溯源，它起源于布拉姆·斯托克（Bram Stoker）著于1897年的《德拉库拉》（Dracula）。[2] 我是在青春期之前阅读的这部小说，那时，它真把我搞得糊涂不已。现在，我怀疑吸血鬼从脖子吸血的画面暗示了某些与情感或本能相关的东西，因为这个动作就是普通性行为的夸张版本。不过很有可能，它也没有多么夸张。众所周知，人们有时候喜欢在亲吻时用上牙齿，并在对方身上留下牙印。

我猜想，同样的道理或许可以在一定程度上对施虐受虐狂（sadomasochism）做出解释。尽管有一点我非常确信，那就是伴随诸多心理因素存在着大量的变量。但是，可能在某些情况下，受虐狂有一种连自己都不清楚从何而起的情感上的渴望，基本上就来源于历经数百万年演化的人类性行为。他们有向外界传达已经放弃防御这一事实的内在需求，他们已经彻底放下了保护罩，准备将自己完全交由伴侣处置。在他们的神经回路中，负责性行为的那一部分已经变得扭曲而夸张。除了将其发展到极致之外，他们无法满足自己的这种渴望。与此类似的，在《格雷的五十道阴影》[3] 中的克里斯钦①也有这种极端的渴望，他极具侵略性地试探伴侣的防线，反复确认对方是否已经放弃防御。

对此，我的观点是围绕身体的安全边际可能会造成奇怪且影响深远的结果，特别是在社交活动中。身体的安全缓冲区潜伏在我们的表面意识之下，但其触角却伸到我们的文化以及人性的每个角落。

几个月前，我第一次来到中国。我和妻子都要做学术报告，这也给了我们带上10岁的儿子一起展开冒险之旅的理由。我们花了一天的时间游览长城。为了抵达目的地，我们爬了无数级台阶，累得筋疲力尽。所经之处，有一些售卖冷饮、冰激凌、三明治和小饰品的商店。安装在树丛里的扩音器不断用中文播放着广告和注意事项。乌泱泱的人群操着各国语言，刺耳的说话声不绝于耳。现存的长城墙体部分是几百年前重建的结

---

① *Fifty Shades of Grey*，在国内也被翻译为《五十度灰》，克里斯钦·格雷（Christian Grey）是小说中的男主人公。

果。它由砖石构成，沿着山脊蜿蜒起伏。如果你在高处回首眺望，就能领略中国巨龙的神秘景象，那是一条绵绵不断、披鳞戴甲、身形纤细的中国龙，顺着山势盘旋扭动。

然而，我却无法尽兴游览，问题就出在我儿子的身上。他热爱长城，兴奋地在人群中穿行，沿着长长的斜坡和弯道跑上跑下。每当他依着垛口向外张望，或者经过某个瞭望塔上洞开的窗户时，我都会心头一颤。我下意识地计算起他身体周围的空间以及在该空间内可能出现的危险。我完全无法克制自己。

只要他一俯身，我就会焦躁不安。

我敢打赌自己的近体神经元正处于移情（empathy）状态，火力全开地发放脉冲的同时，触发了这种条件反射般的焦躁情绪。也许，这就是所谓的感同身受，而且这种感受在父子之间可能尤其强烈。我看见一位游客爬上了狭窄的石头护栏，正摆出惬意的造型忙着自拍，在她的脚下就是100英尺深的悬崖。的确，我在那一刻感到心里一阵发紧，我的自我保护反射正在蠢蠢欲动。但是，我至少能转过身离去，无视这个白痴。毕竟在这个世界上确实有人因为拍照而丧命，死于自拍已经成为近年来死亡的医学分类之一。相比之下，我的儿子从未处于任何危险之中。从理性上，我当然知道他是安全的，然而，仅仅看着他走到台阶的扶手前，然后顺着栏杆滑到另一头就足以让我浑身难受。我的反应并不只是情绪化的产物，完全不是，其中最明显的部分就是身体上的肌肉反应：每当他的身体前倾时，我的身体就不由自主地后仰。

直到我们离开长城的那一刻，我才得以解脱。这真是一次让人心力交瘁的经历。

我已经注意到，移情性畏缩是社交互动过程中的一个常见现象。有时，你会对某种真实的身体威胁感同身受，就像我在长城上出现的情况。此外，你还会因为一个完全抽象的威胁而心神不宁。例如，有人说："我的老板不喜欢我。我敢肯定，几天之内我就会被炒鱿鱼。"对此，你可能以一个鬼脸作为回应。你会皱起眼周的皮肤，并且通常情况下，一只眼睛旁的皮肤会比另一只的皱得更厉害一些；你还会挑起上唇，露出几颗牙齿，同样地，一侧会比另一侧的程度更甚；同时，你的头部微微低垂，一侧的肩膀耸起。你正在对同事的职场危机表达自己的同情，而你的这些举动实际上是在模仿正常情况下，当你的一侧脸颊被石头砸中时会出现的反应。

再一次地，近体机制将它的触角伸进了我们的社交生活。

在最近10年中，陆续有实验开始探究大脑中的近体区域与社会行为之间的关系。[4-15] 这一系列实验仍是初步的工作，还有很多东西尚未触及，但是已经得到的结果还是让人感到振奋。例如，当你将某人置于MRI扫描仪中，并尝试激活近体网络时，如果你拿着一张照片逼近此人，照片中不是诸如汽车或者球体之类与受试者没有任何社会关系的中性物体，而是一张人脸的话[9]，你就会观察到大脑剧烈的活动，并且近体网络也会更加清晰。如果你想测试某人近体空间的大小和范围，根据对方是独处还是正与人共处的不同情况，你会得到截然不同的答案。[7, 8, 13] 如果你向我展示某个颇具危险性的东西侵入他人近体空间的画面，我自己的近体网络也会做出反应。[6] 这些实验结果表明，大脑中的近体网络具有某些社会性的成分。然而，此项研究才刚刚开始，一个关于社会性处理的更完备的故事还有待出现。迄今为止，已有的实验仅触及这一研究领域的皮毛而已。

从本质上来讲，个人空间是无形的第二层皮肤，这或许就解释了为什么它能够影响到生活中包括社会行为在内的诸多方面。真实的皮肤是动物与外界之间最明显的界限，演化的过程还给它们添加上丰富多样的鳞片、羽毛、皮毛、纹路和色彩。当然了，其中还包括社交信号。跨越整个动物王国，皮肤及其修饰物，例如羽冠、色彩以及犄角等，形成了社会交往的基础。皮肤可能最初只是作为包裹血肉的保护层发挥作用，但是它逐渐担负起对外的、社会性的以及交流的任务。

与皮肤类似，个人空间也具有这些普遍的功能。个人空间的概念使保护层的光环黯然失色，它们的作用正日趋为人所低估，滑落到意识的深处。但是，它们仍然在我们和外部世界之间形成了一个繁忙的界面。正如包裹身体的皮肤一样，我们的近体防御体系也是历经数百万年的演化才最终形成，还额外增添了一些古怪的新功能。在我看来，这些功能就是个人空间的羽毛和犄角，并且其中一些早已不具备特定的防御作用。毕竟，北美红雀的红色羽冠根本起不到保护皮肤的作用；它的存在就是为了向其他红雀发送信号。由此可见，我们的安全边际的副产品，也就是我们的第二层皮肤，已经演化为人们相互之间交流的信号。在随后的各章中，我会解释一下为何一些最基本的人类姿态，例如微笑、大笑和哭泣等，可能最先出现在人与人之间的防御空间中。

第十二章

第一抹微笑

假定你我都是猴子，生活在大约5,000万年前，早于人类、类人猿和灵长类动物遍布世界之时，也早在我们演化出诸多常见的面部表情之前。让我们假设（此处，我为可能伤害了你的自尊心表示歉意）我是一只体形巨大、野性十足的猴子，正处在一生之中的黄金时期，身上满是令人触目惊心的打斗伤痕，而你则是一只年岁不大、身形瘦削、羽量级的猴子。你龟缩一隅，藏身隐形，而我则趾高气扬，顾盼自雄。

龟缩一隅纯粹是一种自我保护，依靠的是大脑中那些古老的机制。作为一只身强力壮、面目狰狞的猴子，我就是闯进你的近体空间中的一种视觉刺激。你的近体神经元会对这个渐渐逼近的威胁做出反应，时刻监测着我的运动轨迹，并使你处于防护的态势。你远远地避开我，身体弯曲，收起胳膊以保护双手和腹部。为了保护脖颈，你的头部低垂，双肩耸起，而且在面向我的那一侧幅度更大。与此同时，你的眼周肌肉收缩。此处的保护十分微妙。如果你睁开双眼和我直面而视，那么这种做法显然是非常有效的，因为如此一来，我的一举一动便都处于你的密切监视之下。不过，即使只是眯缝着双眼，收缩的眼周肌肉也会让此处的皮肤形成一道保护性褶皱。由于脸部肌肉的收缩，特别是脸颊肌肉的收缩会将皮肤向上扯起，在眼周会形成保护性的皱纹，同时还会让你的上嘴唇翘起，露出一部分上牙。这并不是怒吼，也不是咬人的前兆。这一举动所调动的肌肉完全不同于撕咬、攻击或怒吼时让喉咙发出声音的肌肉，因此，你的嘴巴完全呈现出另外的形状。这种嘴形的出现，主要是由于脸颊处的肌肉为保护眼睛而发生的收缩。

不过，今天我只是路过而已。我们的碰面在瞬息之间就宣告结束。

你的反应是一种正确的安全策略，它让你处于防御性退缩状态。但是，它也在不经意间向我传递出关于你的信息，即你是如何看待我的。你的所作所为，说明我在你的眼中就是一种避之不及的潜在威胁。如果我拥有能够利用这一信息的神经机制，那么在理论上，我就能预测你的行为，判断出你不会袭击我。我还知道，当我下一次经过你的身边时，你很有可能会再次闪避一旁。我完全可以将你视为人畜无害、俯首帖耳的手下小弟。

然而，对我而言非常不幸的是，在我们推测出的演化史的早期阶段，我尚不具备能够处理此类信息的神经通路。那么，让我们向前快进几百万年，那时我们依旧还是一对猴子。我还是那个大块头，你依然一见到我就忙不迭地逃之夭夭。但是到了此时此刻，演化已经对大脑进行了塑造，它赋予我能够有效利用线索的利器。另外，在我的身上还装备了一套反应系统。这不是什么过人的智慧，也并不意味着我一看见你就能在逻辑上推断出相关信息。我具有的是某种类似于皮层反射或者本能的东西，就像一只兔子会本能地对掠过头顶的阴影做出反应。当我看见你的一举一动、你的身体语言、你向上扯起的上嘴唇以及眯起的双眼时，这些外部刺激会形成自动的触发器。我会觉得你并非什么威胁，相应地，我也不会对你产生多少敌意。如此这般，我所采取的行动很可能就只是从你的身边经过而已。我不会向你发起挑战，也不会先发制人发动攻击。我不想浪费精力。不过，如果你有食物的话，我或许会顺手牵羊一点。（我要再一次为自己可能的冒犯表示歉意。）经过演化，我已经能够接收信号。在社交信号的演化过程中，最重要的一步可能就是接收系统的演化。

但是，我们仍旧没有社交信号。我们拥有的是你呈现出来的保护性退缩，以及使我能够利用你的反应优化个人行为的复杂的神经系统。

让我们沿推测出的时间线再往前快进几百万年。我们依旧是猴子，但是，演化已经对我们的大脑完成了更深刻的塑造。这一次，它给了你一件有效且适用的工具。因为你的保护性姿态对我产生了特定的影响，令我的行为发生了可预知的变化，你由此获得了一个操纵我的控制杆。也就是说，演化现在授予你一个可以模仿防御性姿态的大脑系统。即使我并未直接逼近你的个人空间，你的近体神经元也没有被触发，甚至连你真正的防御机制也没有启动，你依然可以对我假装出一种防御姿态。这进一步降低了我向你进攻的可能性，并且不仅仅限于那一特定的时刻。我在以后也不大可能将你视为一个具有侵略性的对手，你的防御姿态对我产生了持续的影响。

同样地，这一大脑中的处理过程并非一种灵光乍现的谋略。你并没有暗自思忖："嗯，也许我可以假装出一副防御姿态，这样一来，他就会以为我觉得他太有威胁性而不敢进攻，相应地也会放弃针对我的攻击性行为……"不，事情并非如此简单明了。演化给予你一件工具——一种能让你与我之间产生协商互动的行为。在面对一只具有潜在危险性，并且你不想与之搏斗的猴子时，你会条件反射地摆出防御姿态。你根本不必知道这一姿态是如何出现的，甚至无须确定它是否奏效。你只是在环境的激发下做出这一举动而已，而它很快就发挥了特定且有效的作用。

与此类似，一只竹节虫并不知道它正在模拟一根棍子，也不明白这种模拟能够形成有效的伪装，使它逃过天敌的捕食。

正如竹节虫只是在进行模拟而并不是真正的棍子，你伪装出来的防御姿态也并非真实的防御性反应，它受到大脑中另一种不同的机制控制。近体网络可能与产生伪装的防御姿态的网络并不相同。这两种行为是在不同的环境下被激发出来的，而且在细节上也存在着微妙的差异。当具有潜在危险的物体侵入你的个人空间时，真正的防御性姿态可以使你免受伤害。它是如此精妙，甚至能保护你身体上最脆弱的部位。相比之下，伪装的防御姿态只是对尚处于远端的猴子进行操控的一种方式。它是如此刻意，能够被对方轻易察觉。或许，这一姿态还包括你把脸部径直转向我，同时做出夸张的表情。这是一种以旧有的防御性反应为基础发展出来的独立行为。

一开始只有一种适应性机制，但到目前为止则共计有三种。最初的一种适应是近体机制，它可以监测安全边际，并产生某种防御性姿态。第二种是一种大脑机制，它可以观察到另一只猴子的防御性姿态，并以消除自身的攻击性这种典型的方式作为回应。第三种同样是一种大脑机制，它可以对防御性姿态进行略微失真的模仿，并将其作为一种消除对方敌意的方法。

于是，我们现在终于有了一种货真价实的社交信号。你发出该信号，而我接收它（或者，如果你不喜欢当那只低眉顺眼的猴子，就由我发信号，你来接收）。科学家们将这种信号称之为"无声的龇牙咧嘴"（silent bared teeth display），在不同种的猴子中都有记录。[1-6] 在我仍研究猕猴的时候，就曾无数次亲眼看见这种信号。这些猕猴缩成一团，头部低垂，双肩耸起。尽管眼周的皮肤皱缩，但双目依旧睁开。同时，它们的上唇扯起，上牙毕露。这是一个彻头彻尾不带有任何敌意的信号，而且人们普遍认同，这还是人类微笑的起源。

我不喜欢"无声的龇牙咧嘴"这个命名。它实在不够全面，在过于侧重牙齿的同时，忽略了行动上的丰富多样性，其中也包括全身的动作。假如你只看到扬起的上唇，就会错过它与防护姿态之间的联系。如果观察公司里一位正朝着高级主管微笑的基层员工，诸如一位实习生，你会发现防御性收缩的迹象。这位实习生咧嘴而笑，牙齿毕现且眼周皮肤皱缩，同时在姿态上他弯腰屈膝，双肩抬起，收回双手叠放在腹部或胸部。至少在更极端的情况下，微笑在部分程度上依然表示一种俯首帖耳的屈从。它似乎是在示意对方："您是猴王。我在这里真的不构成任何威胁！"

在没那么极端的情况下，微笑被限定在脸部，身体的其他部位并不参与进来。该表情依然保持着伪装出来的防御性动作的特性：眼周皮肤急剧皱缩，脸颊向上鼓起（一张红润的笑脸），以及随之扬起的上唇。一个发自内心的微笑会让整张脸上扬，一抹淡淡的微笑则会构成令眼周肌肤皱缩的张力。只有当我们发出假笑或者苦笑时，才会只抽动几下嘴巴，但双目冷漠无情。

19世纪的神经病学家纪尧姆-本杰明-阿曼德·杜兴（Guillaume-Benjamin-Amand Duchenne）注意到，真诚而友善的微笑通常都伴随着双目周围的肌肉收缩。[7]他拍摄了一些照片，照片中的人们尝试在微笑的时候只用到嘴巴，而避免产生眼睛周围的张力。此时，造成嘴唇上扬的明显是另外一个肌肉群，它们让上唇形成一道完全不同的弧线。当杜兴将这些照片向同行展示时，其中一些人百思不得其解，他们不清楚这些表情究竟想反映怎样的情绪，而另一些人则认为这种微笑看上去虚伪而残忍。真诚的微笑，即有着眼部活动参与的那种微笑，现在被称为"杜兴式微笑"（Duchenne smile）。

需要再次予以澄清的是，人类的微笑和防御性退缩是两码事。当你微笑的时候，你并不是想保护自己的双眼避开飞来的石头。你并非在表达一种恐惧的情绪，也没有预期会有攻击发生。但是，微笑在演化过程中的前身却是防御性退缩，这种反应可以通过皱起的皮肤将双目保护起来。微笑是一种经过演化形成的模拟。

现在，尽管还有一些人在细节上持有异议，但有关微笑起源的演化假说已经得到广泛认同。不过，这一假说最初并非如此明确。查尔斯·达尔文（Charles Darwin）在早期对此所做的思考并没有切中要害——这种情况不同寻常。通常情况下，达尔文关于演化的设想总是对的。1872年，他出版了一本名为《人和动物的感情表达》(*The Expression of the Emotions in Man and Animals*)的著作，[8] 在书中，他提出了自己对社交信号的认识。例如，当我们感到高兴时会欢蹦乱跳，浑身上下都变得活力四射，似乎身上的每一个毛孔都喷发出欢乐的能量，我们要向周围的世界展现自己的欢愉。这些额外的运动会导致更多的血液流向面部，甚至可能带来令眼睛内部的血管发生破裂的风险。为了保护双眼，眼睛周围的肌肉收缩，紧紧地将眼球包裹在内。这种收缩导致的结果就是脸颊的皮肤被向上扯起，上唇扬起。如此这般，我们就露出了微笑。

达尔文的解释并非完全错误。据他猜想，眼睛周围的收缩与防御行为有一定的关系。他还正确地认识到，上唇的扬起是眼周肌肉发生紧缩的机械性结果。但是，达尔文对社交信号存在着根深蒂固的误解。他过于注重信号的发送者，却鲜少考虑接收者的问题。在他看来，当我们感到快乐的时候，会自然产生表达这份快乐的内在需求，大脑会将欢愉的能量向外界散发出去。演化理论被用来解释为什么一种特殊而古怪的面部表情会成为自我表达的最佳方式。按照这个思路，达尔文殚精竭虑，试图勾勒出完整的理论，却搞错了方向。

在演化的过程中，没有任何已知的压力被施加在表达自我上。对于发送者而言，并不存在仅仅为了表现热情而输出信号的基本生存需要。微笑最初是为了操控接收者的行为。之所以会出现社交信号的演化，是因为针对某种特定的刺激，接收者能够以相应的方式做出可靠的反应[9-13]。因此，发送者演化出产生和控制这种刺激的能力。看上去，接收者就像是被线牵引着的提线木偶，而这种演化过程是出于其他的更重要的原因。接着，发送者就演化出牵引这些线的能力。防御态势中一张抽搐的脸庞会让接收者对你敌意顿减，这大概就是驱使人们露出微笑的动力。

微笑的演化起源和它的心理起源是不同的，大部分人更习惯于思索微笑的心理原因。我微笑是因为我感到高兴，我情不自禁地绽放出笑容。这是一种自我表达。当笑容浮现在我的脸上时，我甚至会感到更加高兴，因为这种行为让我的心中洋溢着喜悦。有时，我的微笑是专门为了对他人产生影响，就像销售员对新客户露出的微笑。但是，我会尽量不去过于频繁地这么做。因为这是一种不真诚的表情，对吗？我努力确保自己的笑容都发自内心，而不是出于某些策略上的原因。

尽管这些心理上的直觉都是正确的，但是它们却妨碍了人们对演化历史的理解。演化塑造了我们的心理需求，让我们在有利的情况下露出微笑。最终，微笑带来的生存优势变得和其他任何社交信号一样：它们都操控着接收者的行为。

第十三章
第一次大笑

在我的童年时期，家里一直都养狗。如果这只死了，我们就再养一只。有一只名叫克歇尔（Köchel）的混血狗我们养了很多年，它的名字来自一位曾对莫扎特的作品进行分类研究的音乐学家①。我经常和克歇尔在家里打闹，在地板上滚来滚去。为了吸引我的注意，它会表现出一种姿态，即嘴巴咧开大约半英尺，但并不露出牙齿，同时发出犬类特有的呜呜声。这种表情的含义取决于环境，有时是"一起玩吧！"，有时则是"别担心，我只是在玩闹！"。

动物行为学家将这种姿态称为"咧嘴玩闹的脸"（open-mouth play face），[1-13] 普遍存在于包括灵长类动物在内的哺乳动物中。如果我必须进行一番保险的猜测的话，我会说它是从张开嘴巴撕咬这种动作演化而来的。当哺乳动物玩耍时，它们会轻咬对方，而这种嘴巴张开的行为已经发展为一种社交姿

---

① 即奥地利植物学家和矿物学家路德维奇·冯·克歇尔（Ludwig von kechel）。

态，有助于对游戏加以调节，并防止受伤或者冲突升级。

类人猿同样也会摆出一张"咧嘴玩闹的脸"。[1, 2, 4, 11] 但是，它们向其中添加了一些独具特色的成分。当你挑逗一只黑猩猩时，如果它恰好处于兴奋状态，就会张开嘴巴，发出一阵短促的哈气声，听上去与人类的笑声惊人相似。大猩猩和红毛猩猩也能发出同样的声音。

尽管很早就有人注意到这种短促哈气的行为，甚至达尔文早在150年前就对此进行过讨论，[1] 但是，人们直到最近才开始对其展开系统的研究。例如，玛丽娜·罗斯博士（Dr. Marina Ross）及其同事[11] 曾经详细地分析过声谱，发现在猿类玩闹时的哈气声与人类的大笑声之间存在惊人的相似性，并且在基因上和人类越接近的猿类，它们短促的哈气声就与人类的笑声越相似。这也就意味着笑声，至少其中包含的短促哈气的部分，可能首先由猿类和人类共同的祖先演化而来。大约在1,500万年前，我们和黑猩猩、大猩猩以及红毛猩猩有着共同的祖先，因此，短促哈气的起源应该早于这一时间，但其演化则发生在我们与其他灵长目动物分道扬镳之后。我们与大猩猩最为相似，大约在500万或600万年前从它们中单独演化出来，因此，它们的这种短促哈气也与人类的笑声最为相像。

不过，在与大猩猩各奔东西之后，我们的笑声发生了变化。人类的短促哈气带有一些鲜明而独有的特征，"哈哈"的笑声只不过是这个复杂行为中的一部分而已。当你发出一阵急促的笑声时，该行为的其他部分就会凸显出来。

当某人说了件最离谱的事情，令所有人都大笑起来，而你也被这个笑话征服，笑得满地打滚时，想象一下这些笑声是什么样的。在你的眼周，皮肤皱缩起来。脸颊处的肌肉调动面部皮肤，进一步地护住双目。随着你的脸颊痉挛般地向上扬起，你的上唇也被扯起来，暴露出你的上牙。你的眼泪横流，双肩向前耸起，躯干弯曲前倾。与此同时，你把手臂收起，团在腹部。

对人类而言，笑声在很大程度上包含着对防御性反应所做的模拟。

即使在大笑的程度并不是很激烈时，依然可以发现面部的防御性行为，例如眼周的皮肤发生皱缩，脸颊及上唇均向上扬起等。如果没有这些类似防御的部分，而只是发出几声干巴巴的"哈哈"，那就是一种空洞的假笑。与杜兴式微笑相似，人类真诚的笑声包含着一组特殊的张力，尤其是在眼睛四周。那么在人类的大笑中，这些类似防御的行为究竟从何而来呢？

在2008年，我提出了一种可能的解释。[14] 正如已经被人们广泛接受的有关微笑的演化理论所指出的，我对笑声的解读也依赖于当近体空间受到入侵时，对我们起到保护作用的反射行为。该解释首先以挠痒痒引发的大笑为例，毕竟，这种行为是我们为保护正在遭受入侵的个人空间而做出的一种反应。

设想一下，当你胳肢一个孩子的时候会出现什么情况。这个孩子的行为与我在前面的章节中描述过的一种近体神经元的反应几乎如出一辙，那些神经元表现得就像用来观测粒子碰撞的盖革计数器。当你的手逐渐逼近他们的近体空间，孩子就会一边发出咯咯的笑声，一边试图阻挡和闪避。如果你的手进一步靠近，孩子的防御性行为就会进一步升级。最后，你的手终于突破防御，触碰到他们身体脆弱部位的皮肤。皮肤在这种社会性游戏中变得非常敏感，稍微被触碰便会引发一阵大笑。这种笑声并不只是那种急促的哈气声，而是集警报性的尖叫、抵挡性的闪避、眼周皮肤的皱缩、两颊的鼓起、上唇的上扬，以及眼泪横流等诸多反应于一体的复合行为。不知怎的，这种夸张的防御行为组合，包括双眼分泌出润滑液体（眼泪）以保护眼睛在内，演变成一种仪式化的社交信号。

想要猜想演化是怎样进行的，我们需要暂时将时间回拨。你和我都是人类的祖先，大约在500万到600万年前，我们在演化上与大猩猩各奔前程。作为一对南方古猿（Australopithecines），我们已经从古猿祖先那里继承了咧嘴玩闹的脸和急促的哈气。

我们俩经常打闹，这是一种非常有益的行为，可以锻炼我们的基本技能。无论是对于灵长目动物，还是对于老虎或者狼等动物，都大有裨益。但是，我们卷入的是一种特殊类型的嬉戏打闹，目的并不在于击倒或者撕咬对方。这是一种更加复杂的游戏。比如，我们中的一位体形硕大，而另一位体态娇小——可能分别是父辈和孩子。（这次，为了公平起见，你可以当那个大个子。）你的目的是突破我的防御，触碰我的某个脆弱的身体部位。我的目的则是在成功地阻止你的同时保护自己。这是一种最简单的游戏，也是一种史前的西洋棋，其乐无穷。

当你的手进入我周围的缓冲区时，我的近体神经元就会活跃起来，它们会触发章法有度的防御反应。我的身体随之蜷起，手臂摆出防御姿势，双肩耸起以护住颈部，面部肌肉收缩以护住双眼。当你发起攻击的手进一步深入我的近体空间时，我的防御性反应就会继续加强。如果你触碰到我的皮肤，我的近体神经元会做出最剧烈的发放，而我的防御行为也会相应地变得疯狂起来。如果你击中了我，特别是当你给了我重重一击或抓伤我，为了保护双眼，我的眼泪就会夺眶而出。至少到目前为止，上述行为均与人际交流无关，都是身体的基本防御行为。

另外，这种防御性行为有一种难以避免的副作用，它会把与我有关的信息泄露给你。这些信息如此明显，当它们大模大样地出现在你的面前时，你不可能视而不见。它们就像一块亮闪闪的霓虹广告牌，大肆宣告着你已经在这场游戏中获得了胜利。你命中了目标，而我的防御性告示牌则只得发布"被击中"的信息。

现在，我们有了合适的动机去演化出一种社交信号。让我们重新回到100万年后，此时大脑已经具备对这一信息加以解读的机制，新型的我们出现了。当你的手突入我的防御空间时，我释放出防御性反应信息。作为一名接收者，你的大脑中有一条专门的通路能够察觉到这是种防御性信息，然后以嬉笑打闹的情景作为背景对其进行处理，并据此塑造自己的情绪和行为。在理智上，你并不清楚应该如何应对。这并非逻辑推导，而且在快节奏的你来我往的打闹中，也根本没时间去这么做。相反，你不假思索地做出反应。一个本能的系统已经演化出来，而我的防御性反应就是给予你的即时奖赏。它高呼"击中！"，告知你已经赢得一分，但它同时也告诫你切勿得寸进尺。你不能抓得太深，否则我就会受伤，我们的友好关系也会随之化为乌有。这一反馈使你在游戏的过程中避免造成对我的伤害。

尽管如此，我的防御性反应依然不是一种真正的社交信号。我只是在保护自己的身体。但是，此时此刻，你已经针对这种防御性信息做出了可以预知的反应，使我因此而具有了一种对你实施控制的潜在手段。如果我可以模拟那种防御性反应，我就能操控你的行为。

让我们再次将时间快进大约100万年，我们依然是两只不停打闹的南方古猿。此时，在打闹的过程中，大脑已经演化出模拟防御性反应的能力。通过实施这种伪装的防御反应，我能够操控你的行为。这不再是某种真实的防御性反应，因为即使在完全没必要进行防御的时候，我也可以做出同样的举动。尽管你只是蜻蜓点水般地碰了一下我的皮肤，甚至你的手只是接近而并没有真正碰到我，也能触发我夸张的反应。我正发出"被击中"的信号，我高声呼喊："你击中我了！现在，让我们休息一下吧，别太过分了！"这对你发挥了作用。它让你意识到自己采取了某种聪明的行动并已经达到目的，同时也让你在再次"进攻"之前能有片刻的放松。

就这样，我们有了由于被人挠痒痒而触发的笑声（tickle-evoked laughter），这种社交信号已经演化得足以操控某种特定的人际互动。

此处，我能给出的解释乏善可陈。它并不能解释这一急促的哈气声音从何而来。为什么是"哈哈"？它也没能针对幽默给出解释。你不能利用该理论来说明为什么斯蒂芬·科尔伯特[1]很风趣，而你的吉姆叔叔却不是。如何从挠痒痒触发的笑声中扩展出其他上百种人类的笑声，目前仍是个开放式命题。

---

[1]　Stephen Colbert，美国知名脱口秀主持人和喜剧演员，因其讽刺和扑克脸式的喜剧表演风格在美国广为人知。主持喜剧中心频道的讽刺节目《科尔伯特报告》，曾荣获艾美奖。

但显而易见的是，我们开始将笑声当作一种通用的社交信号，用于操控彼此的行为，并在嬉笑打闹之余继续传播这一信号。

或许，因为某句妙语而放声大笑依然是一种"击中"的信号—— 一种我向你发放社交性嘉奖的方式，它实际上是在告诉你："你让我很快乐。做得好。你成功地戳中了我的笑点。先休息一下吧，然后再讲一个笑话。"也许，幽默的真谛就是对时机的把握，因为它所依托的正是需要对时间进行精确控制的嬉笑打闹。

但是，如何解释嘲笑、狞笑，以及与笑话无关、纯粹出于喜悦的欢笑呢？对此，我相信我可以像其他很多人一样，创造出各种似是而非的解释。[15] 人类的笑声不是单一的反应，它是一个由各种社交信号构成的大类，以被挠痒痒而产生的笑声为开端，它肯定有着极其错综复杂的演化历史。

在本书中，我所给出的解释并不打算覆盖更大的范围。与其说我想解释笑声，不如说我是为了展示一个基本的保护性个人空间如何以意想不到的方式塑造了我们人类。我的着眼点在于说明为什么人类的大笑与防御性行为如此类似。人类的笑声可能最初就是从嬉笑打闹中演化而来的，在这一过程中，某位参与者突破了另一位参与者的防御空间。正因如此，如今人类的笑声里依旧保留着防御性反应的诸多特征。

第十四章
第一声哭泣

我曾经见过一名成年男子在大庭广众之下号啕大哭。当时他正坐在公园的长椅上，身旁坐着他的一位朋友。这个场景令我感到震惊而不安。这名男子身体向前蜷缩，胳膊抱在胸前，似乎是在保护自己，收拢的双肩颤抖不已。他脸上的表情看起来就像戴着一副面具。我能看见他的上牙外露，嘴唇使劲向后扯着，眼周的肌肤皱成一团，眼泪正汩汩而出。他浑身都止不住地剧烈颤抖着。我不清楚他为何哭泣，但一定是发生了什么毁灭性的灾难。他哭得上气不接下气，在他大声地吸气时，头部会微微上抬，而当他呼出这口气时，发出的声音则颇为古怪。突然之间，我感觉这声音不像是正常的悲泣。一开始，它如同一种被压制住的噪声，随后又大声地爆发出来，于是我这才意识到：这个家伙并没有哭，他是在大笑！他笑得那么剧烈，让我不禁担心他可能会从长椅上摔下来昏死过去。不过，这样一来，这幅场景就比较讲得通了。毕竟，相比起当众放声大哭，人们在大庭广众之下大笑的情况明显更常见。

狂笑和大哭之间的相似性令人惊讶不已。有时候，只有通过对环境的认真观察才能加以区分。它们都具有与微笑相似的特征。我认为，这种相似性并不只是一种巧合，而且绝不是因为面部肌肉有限的自由度。我们人类有很多其他的表情，例如满脸怒气、满面羞涩，或者面露恶心状等，均不需要以同样的方式调用相同的肌肉。[1]尤其是微笑、大笑和哭泣这三种表达方式，和防御姿态中的诸多特征都能一一对应。我对此的观点是，这三种社交信号都是从保护身体免受外来伤害的反射行为这一源头，沿着不同的路径、按照各自的方式演化而来的。它们全都发展自我们的个人空间。

从演化的角度而言，哭泣是一种很难展开研究的行为，因为它为人类所独有，其他动物不过是发出痛苦的嚎叫。当一只小狗低声呜咽时，我们也会称之为哭泣。但是，这与人类的哭泣完全是两码事。即使人类的新生儿也不是在真正的哭泣，他们只是在干号，却没有一滴眼泪。直到几个月之后，他们才正确地掌握了哭泣。

绝大多数旨在揭示哭泣起源的研究都把重点放在眼泪上，是否流下眼泪似乎成为判断这种行为的最基本标准。人们会心头涌起一阵酸楚，进而眼泪汪汪。但是，眼泪只是诸多特征中的一种而已。人类的哭泣包括眼泪的横流，面部肌肉的收缩——在这里，我不得不重复一下整个表现列表——眼周皮肤皱缩，两颊和上唇上扬，头部低垂，双肩耸起，躯干蜷缩，胳膊回收护住腹部、胸膛或者脸部，呼吸急促且不时发出声音。这一系列特征与寻常的防御性反应非常类似。

其他的动物靠制造噪声来寻求安慰，但这些动物在寻求安慰时，都不会在发出噪声的同时大量飙泪，更不会在一定程度上模仿保护脸部免受突然撞击的动作。为什么人类会这样哭泣？

我还是从达尔文开始谈起吧！在那本1872年的著作《人和动物的感情表达》[2]中，他首先提出了有关社交信号的整套演化过程。按照他的解释，哭泣起始于婴儿遇到困难时发出的尖叫。据他推测，空气急剧通过气管造成的压力刺激血液向脸部流动，而这些额外流入的血液导致眼部血管有发生破裂的风险。（此处，达尔文的解释与对微笑的说明发生了重叠。）面部肌肉为了保护双眼而紧缩，将眼球紧紧地包裹在具有缓冲作用的皱纹中。眼周肌肉的收缩，以及由尖叫引起的气压，导致眼泪夺眶而出。在婴儿刚出生的最初几个月，这一过程还不具备完善的功能，但他们很快就会建立起完备的哭泣行为。

1963年，动物学家R. J. 安德鲁（R. J. Andrew）提出了关于哭泣的另外一种解释。[3]他认为，哭泣是在模仿有污物进入眼睛后的情况，此后逐渐演化为一种表达悲伤情绪的方式。

此外，人们还提出了很多其他的相关理论，但我就不在此逐一介绍了。以达尔文和安德鲁提出的理论为例，他们的研究之所以会搞错，是因为他们将关注的重点放在了信号的发送者身上，专注于解释为什么一个人在悲伤或者烦恼的时候会哭泣的问题。但是，和其他的社交信号一样，哭泣究其本质并不是为了自我表达，而是为了操控接收者和寻求安慰。当我看见有人哭泣时，出自本能，我会生出上前安慰的冲动。最起码，我会竭力不去增加伤害。对我而言，在面对一个放声痛哭的人时，很难朝对方继续发火或者保持攻击性。哭泣被伤心人变成了一种保护盾牌，有效地削弱了来自他人的伤害。因此，想要了解哭泣的来源，我们必须从它对接收者产生的影响入手。

尽管其他动物并不能像人一样哭泣，它们却能互相抚慰。自然而然，成年动物会安抚幼崽。但是，我却被某些成年动物安抚其成年同类的情形深深触动。假设我们是属于同一个家族的两只黑猩猩。有一天，为了争夺食物，你把我打得满地找牙，甚至可能把我伤得很重。一番打斗之后，你过来安慰我。家族内的其他黑猩猩也会通过为我梳理毛发，或者抚摸我的方式进行安抚。在倭黑猩猩中，性行为有时也是一种安抚形式。在这些成年动物之间的安慰行为背后，隐藏着可能对社会和睦构成威胁的敌意的火花。对一个高度合作的物种而言，社会和睦至关重要。鉴于打斗无可避免，为了适应这种情况，就必须存在一种可以在事后为受害者提供安慰的机制。

综合以上种种考虑，我得出了自己从演化的角度对哭泣所做的解释。

三四百万年前，我们还都是南方古猿，那时距我们的祖先从黑猩猩谱系中脱离出来已经有一段时间，我们生活在一个互助合作的社会群体中。然而，我们脾气暴躁，彼此间经常拳脚相向。这种打斗可不是什么乐事。人类学家戴维·卡里尔（David Carrier）和迈克尔·摩根（Michael Morgan）对南方古猿的骨骼结构进行过十分精彩的分析，[4, 5] 结果显示，我们的祖先可能相互间争斗不休。按照这两位科学家的解释，面部的骨骼被加固到足以承受重击，就像大角羊的面部骨骼被加固到能够承受迎头撞击的冲击力一样。除此之外，这两位科学家还认为，手部骨骼的形状便于手指弯曲握成拳头，从而可以给出一记有力的击打。这意味着南方古猿经常以紧握拳头、猛击对方面部的方式互相打斗。

许多物种都有自己别具一格，甚至经过精心设计的格斗技巧。例如我在前文提到过的大角羊，就采取了头部互相撞击的方式。此外，鹿通过鹿角发起进攻，长颈鹿会甩动自己的长颈撞向对方的身体，河马格斗时大张着嘴巴，人类则是双手握拳朝着对手的脸部猛击。据我所知，使用拳头的格斗技术仅限于人类。

假设你和我是两只打得不可开交的南方古猿，并且最后以你的胜利告终。你恶狠狠地朝着我的鼻子发出一记老拳，不仅侵入了我的近体空间，还对我的脸部造成了严重的伤害。我平时所有的防御反射都一起剧烈地爆发出来。我眼周的皮肤紧绷，上唇上扬，鼻子的剧痛导致眼泪飞溅；我的双肩高耸，胳膊护住躯干或者脸颊。

把我变成敌人，或者让我害得得无法在未来展开合作，对你而言都没有任何好处。你需要一个机制来确认已经获胜的时机，尤其是在你做得过分并对我造成伤害之前。在这个机制的作用下，你会减弱自己的攻击性，同时给予我安慰。通过这种方式，你能够修补我们在打斗之后的社交关系。对于一个社会协作至关重要，但同时又喜欢打斗的种群而言，这是一种必不可少的机制。

但是，你该如何判断何时自己的行为已经过火，需要给予我安慰呢？我所做出的极端的防御性反应就是最明显的信号。在这一假设的场景中，人类的大脑已经演化得可以接受这种特定的信号。当你看到我做出了极端的防御性动作时——这一反应通常出现在我的鼻子惨遭重击之后，你的本能反应便相应地被触发。你减弱了对我的攻击性，并送上安慰。这是一种简单而且有效的方式，可以保证双方在打斗之后依旧可以和平共处。

现在，我们的故事进入最狡猾的部分：我开始利用你的这种思考回路。只要我假装做出这种特定的防御性反应，就能叫停你的动作，并从你那里获得安慰。实际上，我已经破解了这个系统。或许，我们不会再重启战端；或许，你对我不再怀有敌意；又或许，没人再对我施加伤害。我的近体神经元没有参与进来，而且我也没有做出任何实质性的防御动作。不过，这些都无关紧要。真正重要的是，只要我小心翼翼地靠近你，并展现出这种特定的行为，就能从你那里得到安慰。

当然，我在理智上并不清楚究竟是怎么回事。我并不是南方古猿中的谋略高手，也不知道自己为何会做出这种举动。演化已经把它深深地刻进了我的大脑。我只知道每当我需要安慰时，就会不由自主地做出这种举动，效果立竿见影——只要我这样做的频率不是太高，就总能得偿所愿。

在这种假设中，哭泣并不是一种面部的保护行为，它只是一种伪装。这种伪装只与原始的行为大致相似，并非完全一样。正如你所看到的，当一位网球运动员被一颗球迎面击中时，他的反应简单而迅速，而且并不具有尖声哭嚷那么强烈的戏剧性。相形之下，伪装的行为则经过了夸张和扩展，在时间上可延长至数分钟之久。另外，为了吸引眼球，它还会伴随着巨大的噪声。这种伪装行为并不是为了保护自己的身体，而是为了引起接收者的反应。哭泣是防御性行为的一种扭曲和夸张的版本。

另外，哭泣也常被人称为"三级适应"（third-order adaptation）。与微笑和大笑的演化一样，这里谈到的哭泣的演化也包括三种层次的适应过程，每一层都以下一层为基础。第一层是防御机制，它负责监测近体空间，对身体予以保护。第二层建立在第一层之上，是针对防御性行为做出的本能反应，例如在打斗之后给予对方抚慰。第三层则以第二层为基础，是对防御性行为的一种夸张的模仿，以哭泣的形式表现出来，并在他人身上触发安抚的反应。

我的发现似乎相当荒谬：南方古猿互相猛击对方的鼻子，竟由此产生了人类最辛酸的情感表达方式之一。但是，这或许正是社交信号的正常演化过程，即通过信号的发送者和接收者之间刻意、疯狂并且曲折的互动，最终得以形成。

第十五章
个人空间的个人维度

我觉得应该分享一些我的家庭在几年前经历的苦难。我计划在本书中介绍的有关个人空间的各个重要方面，在这些经历中均有所体现。一旦处理个人空间的能力受到损害，几乎生活中的方方面面都会遭受影响。这些影响会以各种方式表现出来，有时稀奇古怪，有时出人意料，有时甚至伴随着灭顶之灾。这并不只是一种学术研究，比如检测神经元并测量反应时间。个人空间是一种真实存在的事物，会在文化、社会以及情绪方面对个体产生影响。讲述这个故事对我而言相当困难，因为它涉及我自己的儿子。但是，我认为说出这一切非常重要，因为我发现，无知是人类最大的敌人。人们应该知道这一切。

我并不准备过多地谈论这种被称为"动作协调能力丧失症"（dyspraxia）的疾病。有时，它也被人称为"隐藏的残疾"（hidden disability），因为只有很少的人对它有所了解，而当它出现在人们面前时，也很少有人——包括老师、父母或者孩子本人在内，能够意识到它的存在。

运动协调障碍是一条横亘在你的所思所想与你在真实世界中的所作所为之间的鸿沟。它意味着在运动控制方面，尤其是在学习新的复杂技巧时，患者会遇到各种各样的困难。

运动协调障碍的每一个病例都是独一无二的，因此，显然不应该以某个病人的情况来代表整体。对我的儿子而言，运动协调障碍的主要症状之一表现为无法应对正常的个人空间。这可能部分解释了为什么包括我、他的老师以及专家们在内的所有人，都感到很难发现他的症状。毕竟，在很大程度上，我们并没有意识到个人空间在发挥作用。日常生活中，我们时刻监测着自己周围的空间，不断对他人的个人空间进行判断，然而我们完全没有意识到自己在做这样的事情。这一切都在潜意识中完成，因此，当大多数人看见一个在应对个人空间方面遇到困难的孩子时，会很难确定究竟出了什么问题。他们能感受到有一些不对劲的地方，却不知道其中的原因。而对我的儿子来说，运动协调障碍鲜少被人察觉这一特点造成的最大伤害，就是他的老师开始不断地对他发火，并最终把他从学校赶了出来。

在我的儿子4岁的时候，我们意识到他身上出了问题。他是个快乐、聪明、健谈的孩子，只是有点笨手笨脚的。这种动作上的笨拙似乎变得越来越明显，他甚至会在平坦的地板上摔倒。有一次，我们看到他脸部朝下摔倒，却丝毫没有伸出双手保护自己的打算。他会不由自主地从椅子上摔下来，还经常撞到家具或人。在超市排队结账的时候，他总是习惯性地靠在随便什么人身上。他的腿上永远都有淤青，仿佛他是一头身上刚刚长出斑点的小长颈鹿。他的视力没有任何问题，而且他也清楚地看到有障碍物存在，但他似乎就是无法组织起自己的躲避反应。他的保护缓冲区成了一团乱麻。

他总是将牛奶弄洒。在伸手去拿东西的时候，大多数人都会下意识地控制自己的手臂躲开牛奶杯，这也是近体空间的功能之一。但是，他却完全缺乏这种能力，有时候看上去似乎在他的胳膊肘和玻璃杯之间有一股磁性吸引力。当我隔着桌子坐在他的对面时，我感觉自己比他还更多地注意到在他旁边的玻璃杯。

近体空间一般都是在背景中运行的，不需要专门去集中注意力，它就能持续追踪出现在你的安全边际范围内的各种物体。因此，你会自然而然地适应周围杂乱的环境。然而，这种自动处理的过程在我的儿子身上却极为缺乏。如果他留心某个物体，便可以把手伸向它或者将它抓在手中。然而一旦他转移自己的注意力，该物体仿佛就从他的世界中销声匿迹了。他迟早会再次撞到这个物体，这时他就会一脸愕然，似乎惊讶于它竟然还在那里。

他并不是没有任何保护罩。我们注意到，他对触碰非常敏感。似乎他的警告系统都集中到了皮肤表面，却很少，甚至根本没有扩展到周围的空间。

随着日子一天天过去，我们发现了更多的问题。当他手持一些基本的日常工具时，他看起来似乎不知道该如何使用它们。他可能抓着一根铅笔，却无法书写。他也不会使用叉子，如果他进行尝试的话，很可能会将剩余的食物从盘子边缘碰出去。这些工具都没有变成他的双手的自然延伸。

多年以来，我们目睹了种种迹象，但是孩子在各个时期的成长速度是不同的，因此我们在他上一年级之前都始终留心观察。接着，他在学校里也开始不断出现问题。

我们的孩子性格开朗，喜欢一切新鲜事物，无论是有关鳄鱼的讨论还是其他任何话题，他都很有热情。然而，让我们吃惊的是，他变得越来越讨厌学校，他说感觉自己在教室里就像一个木头人。当他讲述自己的忧虑时，表现出的那种清晰的语言表达能力也是他的典型特征之一。无论是他的思路还是语言，都在概念上精准异常。他聪明而友善，但是在学校总觉得自己是个局外人，在拿自己与其他孩子做比较时，他越发感到局促不安。如果说还有什么其他问题的话，那就是他的社交敏感性让事情雪上加霜。面对这一切，他没法做到视而不见。他总是发现自己与别人格格不入，并被人区别对待。例如，他的字与其他所有人都不一样。他写的东西看上去非常奇怪，潦草得难以辨认，而别人却没有这样的问题。他甚至无法和其他人一样穿过房间，或者坐在一把椅子上。也许就是因为这些细微的差别，他受到了一些孩子的欺负。而且，他还觉得老师总是在针对他，他们不断地指责他不够努力。对此，他表示这个评语是最让他崩溃的，因为他知道自己有多努力。

当时，我们并不了解这一问题的严重性。当然，直到现在，我们仍然没有形成全面的认识。运动协调障碍并非明显的症状，人们对它所知甚少，尽管据估计在每15至20个孩子中，就有一个正在遭受该病症的折磨。[1] 这也就意味着，大概每间教室都有一个患病的孩子。在本书中，我对此病给出的解释是经过多年的屡战屡败后逐步形成的。就像运动协调障碍的其他若干研究一样，这些解释也许在某个孩子身上非常适用，换成其他孩子则不然。颇具讽刺意味的是，数十年来，我都在研究个人空间的脑科学基础，可是一旦面对现实问题，却依旧茫然无知。对个人而言，这是一种隐藏的残疾。我的儿子在写字时无法恰当地控制自己的手指，精细运动的协调是针对这个问题很流行的说法。至少到目前为止，情况确实如此。但是，这种过于简易的解释却让我们心中疑窦丛生。

例如，经过认真细致的检查，我们发现他的手指和视力均无任何异常。他对乐高玩具相当擅长，也不存在握力的问题。既然如此，为什么他会在书写方面困难重重呢？尽管他写的东西让人难以辨识——所有的字都以一种疯狂的方式相互堆叠在一起，但是，他又是如何做到间或完美地写出几个单词的呢？

我们现在了解到，他不能以自己的身体为核心建立良好的空间体系。毕竟，个人空间是身体图式的外延。如果在他的身上没有这些定位点，他就无法形成对自己周围空间的正确理解，也不能协调胳膊和双手在这个空间里的运动及姿态。书写作为一种更加微妙的动作，通常也是建立在一定基础上的，而这正是他所缺乏的。他无法正确地让自己的个人空间包裹住手中的铅笔，也无法对页面上的间距做出准确的判断。例如，其他孩子都是从每一页的左上角开始写。我的儿子虽然知道这个道理，但到他开始写时，落下的第一笔却可能出现在任何位置，有时是在页面的中央，有时又会在页面的右侧。他倾向于忽略书页的左侧，这种空间障碍是运动协调障碍中的一种常见症状，有时被人称为"假性忽视"（pseudo-neglect）[2]。临床上真正的忽视源于大脑受到了特定的损伤，例如中风，这会使患者丧失对一侧空间的导向能力，形成令人无法回避的现实问题。但是，如果孩子不能完全协调自身的机制来处理空间，则会发展出一种更加微妙的假性忽视。[2]

对于任何复杂运动行为，例如杂耍，作为一名初学者，你都必须对自己要做的每个动作了然于胸。没有任何动作是天生就会的。有时，你正处于自己的最佳状态，可以暂时搞定某个把戏。不过，这需要你的注意力非常集中，还要碰巧有那么一点运气。接着，仿佛只是在一瞬间，情况急转直下，你正在耍弄的球散落满地。你可能很清楚杂耍的要领，也能够用语言精确地描述你需要完成的动作，但是，在把这些动作和姿势融入你的潜意识中，可以完全自动地将其做完之前，你还是无法始终如一地顺利完成每一次尝试。对于患有运动协调障碍的人而言，要想达到使动作具有自动性的程度更是难上加难。

我的儿子在书写时面临的就是这样的困难。偶尔，在某个美好的日子里，他能够保持注意力的高度集中，赶在技巧消失之前完美地写下一两个单词。在概念的层面上，他对书写的理解非常透彻。但是，将理论转化为实践的过程却困难重重。他在写字时始终需要全身心地投入每一个姿势和动作中，完全无法让动作达到自动化的程度。这也就意味着，他偶尔会有出色的发挥，但大部分时间只能写出天书般难懂的字迹。正是这种意识与行动间的不一致性引起了大部分的误解。在老师看来，这意味着他有能力完成某些任务，因此在大多数日子里，他一定是出于懒惰或者故意挑衅才做不到。

在这种令人气恼的指责背后，反映出的正是运动协调障碍中最常见的问题：[1]老师和家长都以为眼前看到的是一个不听话的孩子。我儿子那一塌糊涂的书写被当作他故意犯下的错误，屡次因此而受到剥夺课间休息时间的惩罚。他只能单独与老师待在教室里，徒劳无功地抄写句子。这样的惩罚令他痛苦不堪，因为他想和小伙伴们一起去玩木头屑。（我们一直不清楚这些木头屑到底是什么东西。）

　　他在数学方面同样困难重重。我们从未想到数学能与个人空间扯上联系，但可以试着回想一下，我们最初是怎样学习数学的。孩子们指示物体并进行计数的能力要靠后天学习。如果你的空间技能非常差，根本无法准确地指示书页上的一系列细小的物体，那么你在一年级的数学学习中就没有任何优势。让问题更为棘手的是，如果你不会写数字，如果2+2=4这个等式写到最后只留下一个被墨水弄得脏兮兮的窟窿，而下一道题目又涂写在前一道之上，那么由此而来的窘迫和压力会让你彻底远离数学课。患有运动协调障碍的孩子往往表现出名为"计算障碍"（dyscalculia）的症状，这是一种在基础数学中会遇到的困难。人们对其形成的原因所知甚少，但是，以我儿子的情况来看，他在空间处理方面存在的严重问题很可能是导致计算障碍的原因之一。他可以在心情放松的时候进行心算，而且作为一名一年级的学生，他甚至已经掌握了一些诸如负数和分数的复杂概念。但是，如果给他一支铅笔，让他在一页纸上进行运算，他的数学能力就会立即丧失殆尽。他不得不把全部心思都耗费在使用铅笔这项艰巨的任务上，以至于再没有多余的脑力去思考数学问题。

　　至于阅读，如果你连书都捧不稳，也不能协调自己的头部和双眼，而且你的空间感不足以精确解析每个字母的位置，那么在这种情况下，阅读无异于痴人说梦。但是，我的儿子逐渐找到了解决问题的窍门。他会蹲在客厅里一把软垫椅子前的地毯上，然后把书放在椅子上面，这样书就可以处于绝对的静止状态。接着，他用双手捧着脸颊，支撑在椅子边缘以保持自己身体的平衡。如此这般，他就可以尽情地读书了。或许，正是通过这种让书本脱离他的双手，并与身体保持一定距离的方式，他把书从自己的近体空间中排除出去。孩子们经常能独辟蹊径，找到自己的解决办法。

我在前面的章节中已经讲过，根据神经科学的划分，大脑中至少存在两种处理空间的方法。一部分大脑区域负责处理与身体相关的空间——"自我中心空间"。大脑中的另一些独立网络则负责处理与外部标志物相关的空间，例如房间的形状、建筑物的平面图，或者城市的规划图等，即"环境空间"或"环境中心空间"。我儿子遇到的问题存在于自我中心空间，而非环境中心空间。事实上，他对处理环境中心空间的问题应对自如，所以在相当长的一段时间里，我们都没能意识到他在处理空间信息方面陷入困境。他就像那些患有忽略症状的病人，能够用激光笔将远处的线段一分为二，却无法在面前的纸上完成同样的任务。[3]

在他6岁时，我们一起站在家里的后院抬头看着屋顶。我指着从瓦片中探出来的一根锡制通风管对他说："那一定是老鼠进去的地方。"最近，我们在烘干机的风道中发现了一只死老鼠，它一定经历了一段交织着恐惧和臭气的厄运之旅。

当他抬头看向屋顶的那根管子时，正轻轻地抓着我的手。以他的性格而言，他是擅长社交的。他说："也许吧，你可能是对的。但如果是这样的话，管子就要从侧面移动很长一段距离。因为，那里不是烘干机的位置，它要靠边得多呢！"他径直指向烘干机正对的那面砖墙。

我不得不进行一番头脑风暴，想象着自己穿过房子，绕过拐角，再经过门道，以便验证他是否正确。结果证明，他是对的。这并不是因为他是一个天才，也并非由于我自己是个彻头彻尾的白痴。我想要强调的关键是，他在某些几何推断，甚至复杂的推理方面，都表现得游刃有余。但是，如果涉及个人空间，例如在面前的书页中指出某样东西时，情况又如何呢？一筹莫展。我已经想不出更好的例子来说明他的困难主要在于个人空间方面，而不是对于肌肉的控制。完成"指示"这一身体的动作本身对他完全不构成任何问题，然而，是在环境中心空间，还是在个人中心空间进行，则会使结果大相径庭。

　　然而，到目前为止，我所描述的这些在个人空间方面的问题，无论是在家中还是在学校里遭遇的种种困难，与社会影响相比都不值一提。在社交领域，个人空间发挥着最为重要的作用。在这个起到保护作用的隐形空间泡泡的范围内，你不希望有他人的存在。而它也为其他所有的社会交往构建起基本框架，使我们置身于一个有着得体人际关系的巨大的社会化蜂巢之中。通常情况下，我们不会特别注意到它，因为它在背后顺畅地运行着。在不知不觉间，我们构建起自己的缓冲区，并对他人如何构建他们的缓冲区做出评估。接下来，我们便将自己所有的社交理解和判断置于该框架之上。只有当这种构建出现差错时，我们才会对此有所察觉。接下来，人们会产生莫名其妙（此处，我找不到更恰当的词语）的感觉，社会的慷慨大度荡然无存——这正是我儿子在学校中的遭遇。

　　一个个麻烦接踵而至，最糟糕的一幕发生在一年级的圣诞节假期之后。在重重困难带来的压力下，我的儿子在学校开始出现不断摇晃身体的现象，日益感到孤独的他会坐在自己的椅子上晃动不止。他的动作在任何情况下都显得不太正常，这种摇晃也不例外，他看上去简直像是一块颤抖不停的嫩豆腐。毫无疑问，这让老师感到大为光火，他们相信——这并不是我编造出来的——在他的动作中带有一种性挑逗意味。于是，问题变成了一个6岁的孩子试图通过性暗示扰乱课堂秩序。无论老师们怎样说教，都无法让他停下来。他只是愣愣地看着他们，仿佛根本听不懂他们在说什么。或许，他可能真的不明白。在压力下产生的行为规癖，诸如晃动身体等，都是有着深刻根源的自发且无意识的动作。通常情况下，孩子会选择逃避，躲进自己的小世界，尽可能地与难堪的现实切断联系。我的儿子当然无法理解老师和助教对其行为做出的解读，但他大致能够感受到他们认为自己非常恶心。他们让他去卫生间把事情做完，他却完全搞不懂他们在说什么：到卫生间去还怎么坐在课桌旁？

他告诉我们，有一次，因为他在讲故事的时间里碰了地毯，老师就对他大吼大叫。为了这件事，他还被喊到校长办公室。他憋了一肚子的委屈，哭成了泪人，因为正如他所说的，当你坐在地毯上时，怎么可能不碰到它呢？这个小男孩被老师的怒火彻底弄懵了。

老师坚持认为，我们应该好好地对自己的儿子进行一番教育。他虽然总是违抗老师，但或许会听父母的话。于是，我们做出了一番尝试，事实却证明都是白费力气。我们甚至不清楚备受老师诟病的行为到底是什么，因为他在家从不会那样。他在学校承受的压力很大，回到家就很放松。我猜在校方看来，我们是一对不称职的家长。事实上，我们对此的担忧已经超出了正常水平。我们送他到一位儿童治疗师那里，得到的诊断结果证实了我们的猜测。由于运动协调障碍，特别是他无法正常书写的问题，他在学校表现出严重的操作焦虑，进而导致了应激性摇晃行为的出现。

我们还带他去看过一位私人作业治疗师，他试图让孩子通过揉捏培乐多①来增强手指的力量。这种干预手段的本意是好的，却显示出我们当时对运动协调障碍了解得多么贫乏：他正面临的困难远远不是手指缺乏力量那么简单。他真正需要处理的，是如何确立身体核心的力量和姿态，并围绕该核心构建个人空间的问题。这与依赖于外围空间的上千种能力休戚相关。对于他一直在努力与之对抗的空间问题，我们一无所知，但可以肯定的是，他绝非性情懒散、目中无人，更不是一个年仅6岁的性变态者。他只是一个小男孩，始终全力以赴地与一种神秘且无形的障碍做斗争。

接下来发生的事情似乎与近体空间并没有关系，实际上却是息息相关。确切地说，我对此持有的观点是：当近体空间出现运行障碍时，所有的情况都会因此而遭殃，这种连锁反应会波及生活的各个方面。对此，没有什么比一个孩子和周围世界之间的社交互动更能说明问题。一个发生在生命早期的轻微失调，足以导致整个系统的崩溃。

对于我儿子的行为，学校的校长听信了这种性挑逗性质的解释，并将我们报告到儿童保护机构，理由是我们可能虐待孩子。现在，我们成了整个体系中的一个小小齿轮。我能够理解，对一位校长而言，采取安全保守的态度是更好的选择。面对孩子的问题一旦有所疑虑，就应该立即打电话通知上级机关。但是，把一个家庭的情况向社会服务机构报告也有其不好的一面，因为这会给当事家庭造成难以估量的压力，若无亲身经历，常人很难想象。作为孩子的家长，我们心中时刻惶恐不

---

① Play-Doh，一种幼儿使用的塑形用黏土，在美国一度非常流行。

安。这个问题会发展成失控的噩梦吗？他们会把我们的孩子带走吗？同时，我的儿子就像一架性能敏锐的地震仪，无论父母如何试图遮掩，他都能感知到家庭正在承受的压力。给家庭施加压力，其实也是在对孩子施压。具体到我的儿子身上，这种压力让事情变得越发糟糕。身体的摇摆，退学，无法安静地专注于需要学习的科目，诸如此类的问题全都迅速恶化。

有一次，一位男士到家里来采访我们。他的态度和蔼可亲，对学校的所作所为似乎颇为不满。他不停地问我们：为什么校方不把孩子换到另一个班里？当一个孩子承受压力的时候，首先应该做的就是为他更换新的班级。为什么他们没有请来学校的心理医生？为什么孩子没有在书写方面得到特别的帮助？

我们试图让学校为孩子在书写方面提供帮助，却碰了钉子。负责人告诉我们，要想获得这种帮助，我们必须先接受一次评估。而评估孩子的人，正是那些认为他故意做出性挑逗行为的人。我们被告知，如果由他们进行评估，我儿子的情况很有可能被列入"心理变态"这一类。对我们而言，这种标签实在是最糟糕的消息。它并不会通往更好的行为治疗，反倒像是准备将我们的儿子一脚踹出学校，并送到某个特殊机构的序幕。这可能会导致他的余生脱离正常的生活轨迹。

我们与学校之所以产生冲突，是因为针对同一个小男孩身上出现的问题，产生了两种不可调和的观点。根据第一种观点，他很难协调自己的运动，并且当他发现自己与旁人间的差异竟如此巨大时，迅速升级的焦虑令他几乎到了惊慌失措的地步。对于他的困境，学校里没有任何人伸出援手，而对他的污名化却在不断加重，直至最终失控。至于另一种观点，也是更不宽容的一种观点则认为，这是一个性格怯懦的孩子，完全没有任何运动问题，也不需要为他找什么借口，他只不过是无事生非，故意做出性挑逗的行为，而且会对他人构成情感上的威胁。这两种观点水火不容。我们让他接受了一个又一个专家的评估，他们均得出了一致的诊断结论，即我们的儿子在空间和运动方面存在障碍，并且情况会因焦虑的情绪而进一步恶化。但校方人员始终相信自己看到的事实简单明了，根本没必要再去咨询专家。

　　回想当时发生的一切，我已经能在一定程度上理解学校为什么会这样认识问题。依照最简单的定义，个人空间就是我们彼此之间保留的虚拟填料，而我的儿子缺少良好的机制对此加以识别或维持。当他排队时，他会靠在前面或者后面的孩子身上。老师曾描述过一种奇怪的强行通过行为，也就是在他穿过教室的时候，一路上会横冲直撞地从他人之间挤过去。在全班同学都坐在地板上听故事时，他却肆无忌惮地将身体平展开。于是，他的脚会踢到某个孩子，他的手则会砸到另一个孩子的大腿。当他玩游戏的时候，例如最受欢迎的僵尸游戏，尽管对于个人空间感极其糟糕的人来说，僵尸游戏大概是唯一适合的游戏，但是他的判断依然会出现错误。他整天或是四处乱摸，或是东突西撞，还总是浑身乱晃，惹得老师心烦意乱。他这么做时总是面带善意的微笑，似乎他觉得自己是个正常的孩子，但恰恰是这一点让老师产生极强的挫败感。无论告诫他多少次，他依旧我行我素。现在，我们已经有充分的理由得出结论：这一切都不是他故意为之。他只是没法正确处理自己身体周围的空间，也无法在这一空间中精细调控自己的运动。老师的告诫之于他，就像告诉一位截瘫患者不要再失礼地坐在轮椅上，应该和正常人一样站起身来。

校长显然已经对这个无可救药的孩子失去了所有的耐心，最终将他扫地出门。校方声称（依然是以书面形式）他具有"性攻击性"，并因此勒令他退学。他们谨慎地没有使用"开除"一词，但从法律上来讲，这就是事实。

他们列举了一系列"罪证"，诸如他冲撞或者挤靠其他孩子等，但后来我们发现，其中的一项"罪证"实际上是他在和一群孩子玩僵尸游戏。这种挤靠和冲撞行为看上去有点烦人、怪异，甚至有些令人惧怕。最终，校长给他的行为贴上了标签，并以此为借口将他开除。

从个人空间感的缺失，到最终被人当成性攻击者赶出学校，这中间的落差简直大得令人绝望。

在近两个月的时间里，我们的孩子都无缘校园生活。这是我一生中最荒诞不经的日子，大概对他而言，情况同样如此。我相信，他永远不会忘记这段时光。每天，他都会问什么时候才能重返校园。尽管在学校里他承受了巨大的压力，但那里依然是他的世界。他曾经全力以赴，他也想努力融入，但是他失败了。他认为是自己触犯了某条纪律，才被愤怒的老师赶出校园。很显然，他并不清楚真正的原因。他对个人空间运行机制的理解相当贫乏，因此，他并不明白究竟什么地方出了问题。他认为，这肯定是班上的那些霸凌者编造了关于他的谎言，让老师对他心生反感。我们向他解释道，他的老师一直在设法帮助他，只是他们认为他需要休息一下。但是，我并不确定他是否相信我们的解释。有好几个周末，他都想回学校走走，去看望他的好朋友——前门旁边的那头巨大的木雕狗熊。

但是，我还是很欣慰他终于离开了那所学校。我相信，我们会找到更好的办法。

我们聘请了一位律师。我不想卷入错综复杂的法律纠葛，但这的确是一个漫长而烦琐的过程。不过，我和妻子对新泽西州教育法的掌握情况比我们预想中要好很多。简而言之，我们希望孩子能尽快重返校园，但绝不是之前的那所学校。我们访问了当地的几所学校，孩子每次都与我们同行，在经过一番考察及深思熟虑后，他会给出自己的观点。他很喜欢其中一所学校里的一条狗，而另一所学校的庭院里有一群乌龟也绝对是个加分项。私立学校自有其优势，但是如果能够争取到的话，公立学校有更好的服务来满足特殊需求。

最终，我们的最佳选择是位于同一地区的一所公立学校。我们非常了解那所学校，私下也认识那里的校长。这所学校因其对有特殊需求的孩子敞开大门，并且给予额外的支持而闻名遐迩。由于我们的孩子可能需要一位助教来帮助他书写，同时还要进行帮助他控制行为的作业疗法，这所学校似乎是一个再理想不过的选择。不过，地区教育机关拒绝了我们的申请。

当你置身于自己的法庭听证会时，你会觉得呼吸异常艰难。每个人都正襟危坐，保持着绝对的安静。这种紧张的氛围令人窒息。法官是一位上了年纪的有着一头铁灰色头发的女士，她端坐在一把高高的木头长凳上，俯视着我们。这个长凳与房间的其余部分完全不成比例，因为这个房间十分逼仄，就像一个建筑事故。在场的所有人里，只有律师被允许发言。我还能想起以前那所学校的校长在房间的另一端向我们挥手，脸上堆满夸张假笑的模样，似乎我们是久别重逢的老友。法官肯定在心中对此颇不以为意。

代表地区教育机关的律师指出我们的儿子具有性攻击性。

学校采取了一切手段去阻止他的危险行径，却徒劳无功。他是一个目中无人的捣蛋分子，他的存在对教职人员和孩子们都是一个威胁，因此必须被赶出公立学校。地区教育机关坚持自己的论断，他们显然并没有咨询过儿童行为或儿童心理方面的专家。我还记得法官从长凳上将身体前倾，透过她的镜片盯着地区教育机关的律师，虽然没有怒火中烧，却面露惊诧之色，她说："这只是一个6岁的男孩，对吗？我们难道不是在谈论一个6岁的男孩吗？"

在我们这一方，我们出具了几封信件，分别来自一位儿童精神科医生、一位儿童治疗师和一位儿科医生，他们均见过我们的孩子，并形成了各自的专业意见。这些专家指出，校方对一个存在运动障碍的小男孩产生了极端且有害的误解。正如那位精神科医生言简意赅地指出的："这个男孩告诉我，在玩僵尸游戏的时候，他在餐厅里拥抱了一位同学。我绝对不会把这种行为视为性攻击，但校方人员显然是这样认为的。"

法官裁决我们胜诉。根据法庭的判决，我们的孩子可以进入此前申请的那所学校。学校会为他安排一位助教，并实施所谓的"504计划"来应对他的残疾。

当你成为卡在某个系统中的小齿轮时，你永远不知道它的动力会持续多久。学校的行政机构就像任何官僚体系一样，无论他们犯下了多么荒谬的错误，都很难承认自己的问题。同样地，无论某一轨迹多么具有破坏性，他们也不会轻易改变方向。最终，一位兼具权威和常识的人物出手帮助了我们。

有时我会忍不住好奇，当我的儿子第一次出现在教室里时，新学校的教职人员心里做何感想，毕竟一年级的学习已经过去了差不多八个月的时间。他们是否根据以前学校提供的信息，期待着看到一个怪物般的孩子？一个争强斗狠、脾气暴躁，喜欢进行性挑逗，并且颇具威胁性的家伙？

学校将他交给一位最有经验的一年级老师，这位老师愿意接受这项特别的挑战。在紧靠着他的座位上，学校安排了一位最有成就的助教。学校的儿童心理医生是本地区最受赞誉的专家之一，他负责监管整个计划的运行。对于这个危险的野孩子，他们不想冒一点风险。接着，一个小男孩走了进来，顶着一头浓密的头发，带着羞怯的微笑。他十分安静，有着异常敏锐的观察力。无论是对孩子，还是对大人，他都很友善。在与人谈话时，他表现出随和的态度。他举止得体，乐于分享，性格温和；他一点也不顽劣任性，从不惹是生非，脾气也一点都不暴躁。有时他会感到有些紧张，开始以可笑的姿势坐在椅子上，并且不断晃动身体。新学校里经验丰富的专家一眼就看出，这明确无误地表明他很难在身体周围的空间里组织自己的运动。实际上，他确实很容易从椅子上摔下来，也的确总是和其他人挤靠在一起，不知道人与人之间要保持适当的距离。他没法在纸页上整齐地书写字母。老师发现，每次给他口述题目时，他都会表现出非常棒的数学思维能力。但是，如果改为让他在本子上做题目，他就会因为焦虑不安而思维僵化。

他格外有同情心。有一天，学校组织外出活动。全班同学到外面集合一起等候大巴的时候，一位使用腿部支架的残疾学生加入进来。别的孩子都羞怯地躲在一旁，但是，当这个孩子试图爬上大巴的台阶时，我的儿子仿佛受到了他的吸引，主动走上前提供帮助。在整个旅途中，他们俩一直坐在一起，聊了一路。据全程陪伴的助教说，那个装着支架的小男孩是整个大巴上最快乐的孩子，因为一个颇受大家欢迎的孩子成了他的朋友。我想，对身体残疾的感受深有体会的人会发展出一种特殊的同理心。他们都受到过欺凌和排挤，因而无法容忍类似的情况发生在另一个人身上。我很希望这是我的儿子从过去那所学校的欺侮中学到的重要一课。

心理治疗是一个艰难的过程，其难度可能超出你的想象。在某种程度上，我的儿子依然处于痛苦之中。尽管在过去那所学校里遭遇到种种困难，他还是逐渐对此习以为常。那段经历让他背负着失败感，并出现了儿童版本的创伤后压力综合征。专家告诫我们，他可能要花好几年的时间才能坦然面对过去的一切。校园欺凌有着长期的影响，而如果这种欺凌来自成人，那么留下的心理创伤会更加深重。[4]

有很长一段时间，虽然他看起来似乎已经适应了新学校的生活，和所有人也都能友好相处，但他还是很容易担惊受怕，担心自己会违反某项纪律。以二年级时发生的事故为例，当时他在操场上绊了一跤，把腿摔断了。对于患有运动协调障碍的孩子而言，摔断腿可能是再常见不过的事情。幸好那只是轻微的骨裂，他依然能够一瘸一拐地走回教室。但是，他不愿意告诉任何人。在某种程度上，他对老师还没有建立起足够的信任。老师们对他心不在焉的表现感到很纳闷，而他只是魂不守舍地坐在自己的课桌旁，浑身冒着虚汗。整整两个小时，老师们都不清楚究竟哪里出了问题。最后，他终于承认自己的腿受伤了。

甚至到了两年之后，他还会偶尔对过去的学校做出尖锐的批评。有一次，我的妻子陪他一起看电影《绿巨人》，那是由卢·弗里基诺（Lou Ferrigno）饰演绿巨人的老版本。看完这部他极为喜欢的电影后，他忽然说："我真希望绿巨人能去我以前的学校，最好是晚上没人的时候，那样就不会有人受伤"——没错，他确实添加了这个附加条件——"然后，把学校夷为平地。这样一来，学校就不得不关门，再也没有别的孩子和我有同样的遭遇了。"

每一天，他都努力地排出心理创伤留下的毒素，他在学校里逐渐恢复了自信。但是，我们依然需要面对他在运动控制方面的问题。尽管付出了巨大的努力，这种潜在的障碍却无法得到解决。他有一位助教；为了更好地处理个人空间问题，他进行了社交技巧的训练；无论是在学校，还是在课后，他都持续接受作业治疗和物理治疗。但是，他在运动方面的进步依然缓慢得令人难以置信。对于他的运动协调障碍，我们的了解相当有限。我们花了好几年时间才逐渐理解这种空间感的极度混乱，在这种混乱被阐明之前，做任何事情都是无的放矢。

一位目光如炬的专家指出，我们的孩子在平衡方面存在障碍。有一种被称为"闭目直立试验"（Romberg Test）[5]的简单方法可以针对平衡能力进行测试。首先，单腿站立，紧闭双眼，看你能保持几秒的平衡。如果你在闭上双眼的同时采用双脚站立，那么这种方法被称为"基本闭目直立试验"。然而，即使是第二种基本方法，他也仅能在短暂的几秒钟内保持平衡。他的前庭感觉极差。不过，想要发现这一点却很不容易，因为他已经在一定程度上学会通过视觉来加以弥补。如果失去视觉，他就会完全不知道自己身在何处。

前庭的发现是一个灵光闪现的伟大时刻。前庭器官位于内耳之中，由一组半规管和充满液体的腔室构成。当头部转动或者低垂的时候，液体会发生反向流动，随即被排列在内壁上的那些细小而敏感的毛细胞记录下来。如果用一种极端简化的说法来概括，那就是：内耳对保持平衡起到了必不可少的作用。它能够在监控重力的同时，追踪头部在各个方向的加速和旋转。它不断追踪着你与周围世界的空间关系，同时，它还是你的自我身体感觉以及自我中心空间最重要的组成模块之一。[6,7] 我在整本书中都不断描述的近体神经元就受到前庭信号的强烈影响。[8,9] 近体网络通过触觉、视觉和听觉来监测身体周围的空间，前庭感觉则发挥黏合剂般的作用，将所有信号整合在一起。如果没有前庭感觉，这些神经元就无法正确地发挥作用。这样一来，你就搞不清楚自己之于这个世界的相对位置，以及物体之于你的相对位置，近体机制基本分崩离析。

　　我们多多少少都会对前庭神经调节短暂失灵的感觉有所了解。只需要稍微多喝几杯，酒精就会进入你的血液，渗透到你的前庭系统，使组织的密度极其微小地降低一点[10]——刚好足以引起感受器反应异常。从前庭器官发出的信号会变得混乱，与眼睛看到的一切出现矛盾和不吻合的情况，令大脑无法做出正确的解释。

　　也许，我儿子感受到的近体空间也是如此，就像一堆令人眩晕的模糊物体在自己的周围莫名其妙地旋转着。当你连其他人的位置都没法确定时，想要与他们保持恰当的间距就变得很难。你会不自觉地挤靠或者碰撞他人。尽管老师多次告诉你应该尊重他人的个人空间，却起不到任何作用。因为你没有不尊重！你真的很尊重！你只是无法领会何为"恰当的间距"。想要穿过房间，又不能碰到任何东西或人，实在是太难了。你需要让自己的注意力高度集中，于是你的眼睛死死地盯着地面——就像一个试图通过醉驾测试的醉鬼。然而，正是因为你的眼睛一直盯着地面，人们才会认为你无视他们的存在。想要笔直地坐在椅子上也很艰难，你总是一不留神就摔下去。你并不十分确定你的胳膊处于身旁的什么地方，也不清楚手的位置。或者就具体情况而言，你因此而不知道纸张或者纸上的格子线在哪里，也就更不用说学习写字、指示和清点物体，乃至使用刀叉了。如果你都不能用个人空间正确地包裹住自己，又怎么可能让该空间扩展到一件手持工具呢？在你看来，你可能很了解这个世界。你或许对时间和空间从概念上有着完美的把握，但你周围那总是变幻无常的空间又是怎么回事？这就是混乱。

我并不想声称前庭问题就是运动协调障碍的根源。我很确定，这种观点是不正确的。在我儿子的病例中，前庭问题显然是一个相当重要的因素，他在空间处理方面尤其困难的情况正说明了这一点。但是，每个病例都各不相同，需要进行长期且令人沮丧的探索，而在这个不断试错的过程中，患者就是研究的对象。对我的儿子而言，前庭系统的问题在他的运动障碍中处于突出地位，更重要的是，这个问题可以被修复。

在他三年级的时候，我们开始了航天员训练。

航天员训练是由美国航空航天局（NASA）精心开发的训练课程，旨在帮助航天员在失重的环境下保持良好的方向感。它会加速前庭信号的发放，并强迫大脑处理非常规的信息。如今，这种方法在作业治疗中正日益普及，通常是针对平衡能力需要调节的老年患者。对我们来说，这就意味着除了其他的运动疗法外，还要坚持每天训练。训练内容看上去很琐碎，例如按照某些方式倾斜头部，往不同方向多次旋转身体，触碰这个或那个脚趾。每种训练都有一个可爱的名字，像机器人移动、星际巡游等。尽管它们的名字听上去有些矫情，动作看起来也有些枯燥，却是效果立竿见影的良药。有人告诫我们不要让孩子在睡前进行这种训练，否则由此产生的眩晕会干扰他的睡眠。有时，我会和他一起参加训练，然后在当天的剩余时间里始终感到头晕目眩。每周一次，他会站在诊所那块倾斜的板子上，让他的内耳得到额外的锻炼。

航天员训练似乎弥补了他身上一个缺失的部分。忽然间，他开始理解自己周围的空间。至于其他那些治疗手段，尽管它们在过去两年的时间里都收效甚微，现在也突然开始发挥作用，显现出一定的疗效。他开始学着如何更顺畅地移动，撞到墙壁和他人的概率都明显降低了。

我们买了一个蹦床，这对治疗是一个非常受欢迎的补充，因为它看上去更像一种游戏，而不是一件苦差事。儿科医生眯起眼睛看着我们："你们是认真的吗？要知道，作为一名儿科医生，我可不赞成这种做法！"但是，只要有了恰当的安全防护，例如准备好缓冲垫子和护网，蹦床就可以成为运动协调障碍患者家庭的标配。我的儿子发明了他自己的玩法，不过，如果还有其他更好、更棒、更有针对性的方法能够有效锻炼个人空间，我还是愿闻其详。他将蹦极用的绳子穿过蹦床系在腰部，总计三根绳子将蹦床的圆形空间分成六等分。他还向其中加入了一些沙滩球。接下来，他会跃过绳子，从一个区域跳进另一个，极力避免身体任何部位触碰到绳子。同时，他还要扭曲或者旋转身体，尽量躲开四处乱飞的沙滩球。如果他能绕上完整的一圈而不触碰或者撞到任何东西，就算大功告成。瞧，这就是他的个人空间训练。

在航天员训练的前几个月中，奇怪而神奇的事情开始出现。他忽然可以较为顺畅地阅读了，在行走或者跑步的时候也能更好地移动。另外，他还能更稳定地坐着，更顺利地使用铅笔，在判别他人的个人空间时也没遇到任何问题。他充满自信地与一群孩子为伴，轻而易举地融入其中。他成为最受欢迎的孩子之一，因为他待人友好、心地善良，而且性格开朗。在我们的桌子上，已经很少再出现被泼溅出来的牛奶了。在三年级的所有课程中，他每一门都能跟上全班的进度。在他的内心感知和双手及身体的行动之间，再也没有那种怪异且难以弥合的鸿沟了。

我并不是说前庭训练以及一个蹦床就解决了他所有的问题，他还采用了其他多种干预措施。例如，他通过锻炼来增强自己的核心肌肉群；每天练习同时处理两项任务的技能，比如一边在跑步机上飞奔，一边完成扔沙包的动作。尽管经过多年的集中治疗，他依然无望成为那种协调能力超群的运动健将，他的字迹或许始终难以辨认。毕竟，运动协调障碍是一种终生相随的病症。[1]

这种相伴终生的斗争或许会让他对自我提升产生独到的见解，因为他必须一直努力做到更好。的确，这种疾病已经让他对他人怀有特别的同理心。有时候，那些被我们称为残障的问题并非软弱的根源，它们反而会成为力量的源泉。这就像在进行抗阻训练时，通过推举障碍物，肌肉的力量得以增强。

通过这个故事，我们还可以得到许多其他的教训。例如为了你的孩子，你必须奋战到底。某个体系会压制你，那么你就应该竭尽全力予以反击，并向合适的人寻求帮助。也许，还有另外一个教训：无知才是真正的敌人。特别是在运动协调障碍这种情况里，面对一种难以辨识的残疾，人们对落入眼中的情况往往会形成不同的观点，而有些解读难免带有深深的偏见。这也是我要公开谈论我儿子的病例的原因所在。家长和老师都有必要了解什么是运动协调障碍，以及它对孩子可能造成的影响。

但是，在诸多教训中，有一个对作为科学家的我具有特殊的含义。尽管我儿子的故事涉及方方面面的问题，但归根结底，它反映出个人空间具有命运攸关的重要性。无论我们做任何事情，个人空间都为其构建起一个基本框架。如果该框架出现弱化，特别是在培养基本技能的儿童时期，造成的不良后果就会波及生活中的方方面面。

在我儿子的故事中，体现出个人空间的诸多方面，例如：

个人空间是一种安全边际。通过追踪物体的位置及其在你身边的运动方式，你可以避免与之发生碰撞。如果安全边际不能正常发挥作用，你就有可能撞到各种东西——或者被它们撞到。轻则一身瘀伤，重则伤筋断骨。

除了保障安全，个人空间还会影响你对周围物体采取的所有动作。如果对周围的空间缺少良好的感觉，那么诸如触碰、攫取、坐在桌旁，或者走过一个房间等行为，都会变成一项挑战。

在使用工具方面，个人空间发挥着独特的作用。工具甚至可以被视为个人空间在演化过程中发展出来的副产品。为了使用一件工具，你需要向外延展自己的个人空间，将工具包裹在内，实质上就是把这样东西变成你的身体图式的一部分。你会本能地对其周围的空间做出判断，仿佛它是你自己的手向外扩展出来的部分。如果不能很好地管理自己的个人空间，你又如何去操纵一支笔、一把叉子或餐刀呢？

个人空间对教育也具有潜在的影响。作为人类思想中最为抽象的分支，数学从对空间信息的处理中发展起来。如果没有任何数学基础，那么当你开始学习时，能够准确地指示或者计数就具有重要的作用。同样地，可以读写数字也能提供很大的帮助。如果以你自己为参照物，字母、单词，甚至那该死的整本书的空间位置都是一笔糊涂账的话，你又怎么能学习阅读和书写呢？所有教育的基础都面临失控的风险。

然而，最具灾难性的后果可能还是会出现在社交方面。个人空间是人际交往的基本框架。绝大多数时候，这一机制都是在我们无意识的情况下发挥作用的，它塑造了我们对他人以及人际行为的判断。只要它能够正常运行，我们甚至都感知不到它的存在。但是，一旦它出现问题，当事人就会遭受旁人的苛责、指控和拒绝，发展到最后就是一系列法庭桥段。在我看来，这是整个故事中最荒谬的部分。个人空间方面出现的些许障碍，加上几双充满敌意的眼睛，竟会发展成社会的彻底抛弃，让一个备受欺负的孩子和一个家庭在长达几个月的时间里陷入危机，并最终在法庭上"刀兵相见"。

多年以来，我都在实验室里研究个人空间的大脑基础。但是，我并没有在完整的人性层面做任何准备。这就好像我研究了一辈子老虎的骨骼结构，接着，当我前往印度尼西亚的丛林远足时，突然与一只真正的老虎狭路相逢。"天哪，"我会不由自主地想，"我现在该怎么办？"

我希望这本书能够阐明一些个人空间在现实生活中的意义，它不仅是一个妙趣横生的科学课题，还是一个巨大而无形的存在，每时每刻都在影响着我们每一个人。

参考文献

第二章

1. Strauss, H. (1929). Das Zusammenschrecken. *Journal für Psychologie und Neurologie* 39: 111–231.

2. Landis, C. and Hunt, W.A. (1939). *The Startle Pattern*. New York: Farrar and Rinehart.

3. Davis, M. (1984). The mammalian startle response. In: *Neural Mechanisms of Startle*. Edited by R.C. Eaton. New York: Plenum Press.

4. Koch, M. (1999). *The neurobiology of startle*. Prog. Neurobiol. 59: 107–128.

5. Fendt, M., Li, L., and Yeomans, J.S. (2001). Brain stem circuits mediating prepulse inhibition of the startle reflex. *Psychopharmacology* (Berl.) 156: 216–224.

6. Davis, M., Falls, W., Campeau, S., and Kim, M. (1993). Fear-potentiated startle: a neural and pharmacological analysis. *Behav. Brain. Res.* 58:175–198.

7. Grillon, C., and Baas, J. (2003). A review of the modulation of the startle reflex by affective states and its application in psychiatry. *Clin. Neurophysiol.* 114: 1557–1579.

8. Dawson, M.E., Schell, A.M., and Bohmelt, A.H. (2008). *Startle Modification: Implications for Neuroscience, Cognitive Science, and Clinical Science*, 2nd ed. Cambridge, UK: Cambridge University Press.

9. Grillon, C. (2008). Models and mechanisms of anxiety: evidence from startle studies. *Psychopharmacology* 199: 421–437.

10. McTeague, L.M., and Lang, P.J. (2012). The anxiety spectrum and the reflex physiology of defense: from circumscribed fear to broad distress. *Depress Anxiety* 29: 264–281.

11. Grillon, C., Ameli, R., Woods, S.W., Merikangas, K., and Davis, M. (1991). Fear-potentiated startle in humans: effects of anticipatory anxiety on the acoustic blink reflex. *Psychophysiology* 28: 588–595.

12. Lang, P.J., Bradley, M.M., and Cuthbert, B.N. (1990). Emotion, attention, and the startle reflex. *Psychol. Rev.* 97: 377–395.

13. Ehrlichman, H., Brown, S., Zhu, J., and Warrenburg, S. (1995). Startle reflex modulation during exposure to pleasant and unpleasant odors. *Psychophysiology* 32: 150–154.

14. Patrick, C.J., Berthot, B.D., and Moore, J.D. (1996). Diazepam blocks fear-potentiated startle in humans. *J.*

Abnorm. Psychol. 105: 89–96.

15. Grillon, C., Ameli, R., Goddard, A., Woods, S.W., and Davis, M. (1994). Baseline and fear-potentiated startle in panic disorder patients. *Biol. Psychiatry* 35: 431–439.

16. Grillon, C., Morgan, C.A., Southwick, S.M., Davis, M., and Charney, D.S. (1996). Baseline startle amplitude and prepulse inhibition in Vietnam veterans with posttraumatic stress disorder. *Psychiatr. Res.* 64: 169–178.

第三章

1. Hediger, H. (1955). *The Psychology and Behavior of Animals in Zoos and Circuses.* Translated by Geoffrey Sircom. London: Butterworths Scientific Publications.

2. 出处同上, p. 39.

3. Gross, C.G., and Graziano, M.S.A. (1995). Multiple representations of space in the brain. *The Neuroscientist* 1: 43–50.

4. Wang, R., and Spelke, E. (2002). Human spatial representation: insights from animals. *Trends Cogn. Sci.* 6: 376–382.

5. Burgess, N. (2006). Spatial memory: how egocentric and allocentric combine. *Trends Cogn. Sci.* 10: 551–557.

6. Proulx, M.J., Todorov, O.S., Taylor Aiken, A., and de Sousa, A.A. (2016). Where am I? Who am I? The relation between spatial cognition, social cognition and individual differences in the built environment. *Front. Psychol.* 7: 64. doi: 10.3389/

fpsyg.2016.00064

7. Hediger, H. (1955). *The Psychology and Behavior of Animals in Zoos and Circuses*. Translated by Geoffrey Sircom. London: Butterworths Scientific Publications.

8. Clutton-Brock, J. (1988). *A Natural History of Domesticated Mammals*. Cambridge, UK: Cambridge University Press.

9. Larson, G., and Fuller, D.Q. (2014). *The evolution of animal domestication*. Annu. Rev. Ecol. Evol. Syst. 45: 115–136.

10. Zeder, M.A. (2015). Core questions in domestication research. *Proc. Natl. Acad. Sci. U. S. A.* 112: 3191–3198.

11. Smith, B. (1998). *Moving 'em.* Kamuela, Hawaii: The Graziers Hui Publisher.

12. Hediger, p. 49.

第四章

1. Hall, E. (1966). *The Hidden Dimension*. New York: Anchor Books.

2. 出处同上，p. 155。

3. 出处同上，p. 150。

4. 出处同上，p. 117。

5. Dosey, M.A., and Meisels, M. (1969). Personal space and self-protection. *J. Pers. Soc. Psychol.* 11: 93–97.

6. Hartnett, J.J., Bailey, K.G., and Gibson, F.W., Jr. (1970). Personal space as influenced by sex and type of movement. *J. Psychol.* 76: 139–144.

7. Meisels, M., and Dosey, M.A. (1971). Personal space, anger-

arousal, and psychological defense. *J. Pers.* 39: 333–344.

8. Felipe, N.J., and Sommer, R. (1966). Invasions of personal space. *Soc. Probl.* 14: 206–214.

9. Middlemist, R.D., Knowles, E.S., and Matter, C.F. (1976). Personal space invasions in the lavatory: suggestive evidence for arousal. *J. Pers. Soc. Psychol.* 33: 541–546.

10. Bailey, K.G., Hartnett, J.J., and Gibson, F.W. Jr. (1972). Implied threat and the territorial factor in personal space. *Psychol. Rep.* 30: 263–270.

11. Allekian, C.I. (1973). Intrusions of territory and personal space: an anxiety-inducing factor for hospitalized persons— an exploratory study. *Nurs. Res.* 22: 236–241.

12. Brady, A.T., and Walker, M.B. (1978). Interpersonal distance as a function of situationally induced anxiety. *Br. J. Soc. Clin. Psychol.* 17: 127–233.

13. Cavallin, B.A., and Houston, B.K. (1980). Aggressiveness, maladjustment, body experience and the protective function of personal space. *J. Clin. Psychol.* 36: 170–176.

14. Ricci, M.S. (1981). An experiment with personal-space invasion in the nurse-patient relationship and its effects on anxiety. *Issues Ment. Health Nurs.* 3: 203–218.

15. McElroy, J.C., and Middlemist, R.D. (1983). Personal space, crowding, and the interference model of test anxiety. *Psychol. Rep.* 53: 419–424.

16. Long, G.T. (1984). Psychological tension and closeness to others: stress and interpersonal distance preference. *J.*

Psychol. 117: 143–246.

17. Roger, D.B. (1982). Body-image, personal space and self-esteem: preliminary evidence for "focusing" effects. *J. Pers. Assess.* 46: 468–476.

18. Horowitz, M.J., Duff, D.F., and Stratton, L.O. (1964). Body-buffer zone; exploration of personal space. *Arch. Gen. Psychiatry.* 11: 651–656.

19. Beck, S.J., and Ollendick, T.H. (1976). Personal space, sex of experimenter, and locus of control in normal and delinquent adolescents. *Psychol. Rep.* 38: 383–387.

20. Edwards, D.J. (1977). Perception of crowding and personal space as a function of locus of control, arousal seeking, sex of experimenter, and sex of subject. *J. Psychol.* 95: 223–229.

21. Latta, R.M. (1978). Relation of status incongruence to personal space. *Pers. Soc. Psychol. Bull.* 4: 143–146.

22. Sanders, J.L., Hakky, U.M., and Brizzolara, M.M. (1985). Personal space amongst Arabs and Americans. *Int. J. Psychol.* 20: 13–17.

23. Sommer, R. (1959). Studies in personal space. *Sociometry* 22: 247–260.

24. Kleck, R., Buck, P.L., Goller, W.L., London, R.S., Pfeiffer, J.R., and Vukcevic, D.P. (1968). Effect of stigmatizing conditions on the use of personal space. *Psychol. Rep.* 23: 111–118.

25. Gottheil, E., Corey, J., and Paredes, A. (1968). Psychological and physical dimensions of personal space. *J. Psychol.* 69:

7–9.

26. Levine, M.E. (1968) Knock before entering: personal space bubbles. 1. *Chart* 65: 58–62.

27. Rodgers, J.A. (1972). Relationship between sociability and personal space: preferences at two times of the day. *Percept. Mot. Skills* 35: 519–526.

28. Pedersen, D.M. (1973). Relationships among self, other, and consensual personal space. *Percept. Mot. Skills* 36: 732–734.

29. Sundstrom, E., and Altman, I. (1976). Interpersonal relationships and personal space: research review and theoretical model. *Hum. Ecol.* 4: 47–67.

30. Melson, G.F. (1976). Determinants of personal space in young children: perception of distance cues. *Percept. Mot. Skills* 43: 107–114.

31. Worchel, S., and Teddlie, C. (1976). The experience of crowding: a two-factor theory. *J. Pers. Soc. Psychol.* 34: 30–40.

32. Hackworth, J.R. (1976). Relationship between spatial density and sensory overload, personal space, and systolic and diastolic blood pressure. *Percept. Mot. Skills* 43: 867–872.

33. Stillman, M.J. (1978). Territoriality and personal space. *Am. J. Nurs.* 78: 1670–1672.

34. Johnson, F.L. (1979). Response to territorial intrusion by nursing home residents. *ANS Adv. Nurs. Sci.* 1: 21–34.

35. Phillips, J.R. (1979). An exploration of perception of body

boundary, personal space, and body size in elderly persons. *Percept. Mot. Skills* 48: 299–308.

36. Sanders, J.L., and Suydam, M.M. (1980). Personal space of blind and sighted individuals. *Percept. Mot. Skills* 51: 36.

37. Winogrond, I.R. (1981). A comparison of interpersonal distancing behavior in young and elderly adults. *Int. J. Aging Hum. Dev.* 13: 53–60.

38. Meisenhelder, J.B. (1982). Boundaries of personal space. *Image* 14: 16–19.

39. Burgess, J.W., and McMurphy, D. (1982). The development of proxemic spacing behavior: children's distances to surrounding playmates and adults change between 6 months and 5 years of age. *Dev. Psychobiol.* 15: 557–567.

40. Hayduk, L.A. (1983). Personal space: where we now stand. *Psychol. Bull.* 94: 293–335.

41. Wormith, J.S. (1984). Personal space of incarcerated offenders. *J. Clin. Psychol.* 40: 815–826.

42. Gard, G.C., Turone, R., Devlin, B. (1985). Social interaction and interpersonal distance in normal and behaviorally disturbed boys. *J. Genet. Psychol.* 146: 189–196.

43. Conigliaro, L., Cullerton, S., Flynn, K.E., and Roeder, S. (1989). Stigmatizing artifacts and their effect on personal space. *Psychol. Rep.* 65: 897–898.

第五章

1. Gross, C.G. (2008). Single neuron studies of inferior temporal

cortex. *Neuropsychologia* 46: 841–852.

2. Goll, Y., Atlan, G., and Citri, A. (2015). Attention: the claustrum. *Trends Neurosci.* 38: 486–495.

3. Alexander, G.E., DeLong, M.R., and Strick, P.L. (1986). Parallel organization of functionally segregated circuits linking basal ganglia and cortex. *Annu. Rev. Neurosci.* 9: 357–381.

4. Albin, R.L., Young, A.B., and Penney, J.B. (1989). The functional anatomy of basal ganglia disorders. *Trends Neurosci.* 12: 366–375.

5. DeLong, M.R. (1990). Primate models of movement disorders of basal ganglia origin. *Trends Neurosci.* 13: 281–285.

6. Obeso, J.A., Rodriguez, M.C., and DeLong, M.R. (1997). Basal ganglia pathophysiology. A critical review. *Adv. Neurol.* 74: 3–18.

7. Wichmann, T., DeLong, M.R., Guridi, J., and Obeso, J.A. (2011). Milestones in research on the pathophysiology of Parkinson's disease. *Mov. Disord.* 26: 1032–1041.

8. Alexander, G.E., and DeLong, M.R. (1985). Microstimulation of the primate neostriatum. I. Physiological properties of striatal microexcitable zones. *J. Neurophysiol.* 53: 1401–1416.

9. Crutcher, M.D., and DeLong, M.R. (1984). Single cell studies of the primate putamen. I. Functional organization. *Exp. Brain Res.* 53: 233–243.

10. Graziano, M.S.A., and Gross, C.G. (1993). A bimodal map

of space: somatosensory receptive fields in the macaque putamen with corresponding visual receptive fields. *Exp. Brain Res.* 97: 96–109.

11. Luppino, G., Murata, A., Govoni, P., and Matelli, M. (1999). Largely segregated parietofrontal connections linking rostral intraparietal cortex (areas AIP and VIP) and the ventral premotor cortex (areas F5 and F4). *Exp. Brain Res.* 128: 181–187.

12. Matelli, M., and Luppino, G. (2001). Parietofrontal circuits for action and space perception in the macaque monkey. *Neuroimage* 14: S27–S32.

13. Gharbawie, O.A., Stepniewska, I., and Kaas, J.H. (2011). Cortical connections of functional zones in posterior parietal cortex and frontal cortex motor regions in new world monkeys. *Cereb. Cortex* 21: 1981–2002.

14. Kaas, J.H., Gharbawie, O.A., and Stepniewska, I. (2013). Cortical networks for ethologically relevant behaviors in primates. *Am. J. Primatol.* 75: 407–414.

15. Hyvarinen, J., and Poranen, A. (1974). Function of the parietal associative area 7 as revealed from cellular discharges in alert monkeys. *Brain* 97: 673–692.

16. Leinonen, L., Hyvarinen, J., Nyman, G., and Linnankoski, I. (1979). I. Functional properties of neurons in the lateral part of associative area 7 in awake monkeys. *Exp. Brain Res.* 34: 299–320.

17. Leinonen, L., and Nyman, G. (1979). II. Functional

properties of cells in anterolateral part of area 7 associative face area of awake monkeys. *Exp. Brain Res.* 34: 321–333.

18. Hyvarinen, J. (1981). Regional distribution of functions in parietal association area 7 of the monkey. Brain Res. 206: 287–303.

19. Colby, C.L., Duhamel, J.R., and Goldberg, M.E. (1993). Ventral intraparietal area of the macaque: anatomic location and visual response properties. *J. Neurophysiol.* 69: 902–914.

20. Schaafsma, S.J., and Duysens, J. (1996). Neurons in the ventral intraparietal area of awake macaque monkey closely resemble neurons in the dorsal part of the medial superior temporal area in their responses to optic flow patterns. *J. Neurophysiol.* 76: 4056–4068.

21. Duhamel, J.R., Bremmer, F., Ben Hamed, S., and Graf, W. (1997). Spatial invariance of visual receptive fields in parietal cortex neurons. *Nature* 389: 845–848.

22. Duhamel, J.R., Colby, C.L., and Goldberg, M.E. (1998). Ventral intraparietal area of the macaque: congruent visual and somatic response properties. *J. Neurophysiol.* 79: 126–136.

23. Bremmer, F., Duhamel, J.R., Ben Hamed, S., and Graf, W. (2002). Heading encoding in the macaque ventral intraparietal area (VIP). *Eur. J. Neurosci.* 16: 1554–1568.

24. Cooke, D.F., Taylor, C.S.R., Moore, T., and Graziano, M.S.A. (2003). Complex movements evoked by microstimulation of

the ventral intraparietal area. *Proc. Natl. Acad. Sci. U.S.A.* 100: 6163–6168.

25. Zhang, T., Heuer, H.W., and Britten, K. H. (2004). Parietal area VIP neuronal responses to heading stimuli are encoded in head-centered coordinates. *Neuron* 42: 993–1001.

26. Avillac, M., Ben Hamed, S., and Duhamel, J.R. (2007). Multisensory integration in the ventral intraparietal area of the macaque monkey. *J. Neurosci.* 27: 1922–1932.

27. Zhang, T., and Britten, K.H. (2011). Parietal area VIP causally influences heading perception during pursuit eye movements. *J. Neurosci.* 31: 2569–2575.

28. Bremmer, F., Schlack, A., Kaminiarz, A., and Hoffmann, K.P. (2013). Encoding of movement in near extrapersonal space in primate area VIP. Front. *Behav. Neurosci.* 7: 8. doi: 10.3389/fnbeh.2013.00008

29. Chen, A., Deangelis, G.C., and Angelaki, D.E. (2013). Functional specializations of the ventral intraparietal area for multisensory heading discrimination. *J. Neurosci.* 33: 3567–3581.

30. Guipponi, O., Wardak, C., Ibarrola, D., Comte, J.C., Sappey-Marinier, D., Pinède, S., and Ben Hamed, S. (2013). Multimodal convergence within the intraparietal sulcus of the macaque monkey. *J. Neurosci.* 33: 4128–4139.

31. Kaminiarz, A., Schlack, A., Hoffmann, K.P., Lappe, M., and Bremmer, F. (2014). Visual selectivity for heading in the macaque ventral intraparietal area. *J. Neurophysiol.* 112:

2470–2480.

32. Schlack, A., Sterbing-D'Angelo, S.J., Hartung, K., Hoffmann, K.P., and Bremmer, F. (2005). Multisensory space representations in the macaque ventral intraparietal area (VIP). *J. Neurosci.* 25: 4616–4625.

33. Bremmer, F., Klam, F., Duhamel, J.R., Ben Hamed, S., and Graf, W. (2002). Visual-vestibular interactive responses in the macaque ventral intraparietal area (VIP). *Eur. J. Neurosci.* 16: 1569–1586.

34. Gabel, S.F., Misslisch, H., Gielen, C.C., and Duysens, J. (2002). Responses of neurons in area VIP to self-induced and external visual motion. *Exp. Brain Res.* 147: 520–528.

35. Klam, F., and Graf, W. (2006). Discrimination between active and passive head movements by macaque ventral and medial intraparietal cortex neurons. *J. Physiol.* 574: 367–386.

36. Chen, A., DeAngelis, G.C., and Angelaki, D.E. (2011). A comparison of vestibular spatiotemporal tuning in macaque parieto-insular vestibular cortex, ventral intraparietal area, and medial superior temporal area. *J. Neurosci.* 31: 3082–3094.

37. Rizzolatti, G., Scandolara, C., Matelli, M., and Gentilucci, M. (1981). Afferent properties of periarcuate neurons in macaque monkeys. II. Visual responses. *Behav. Brain Res.* 2: 147–163.

38. Gentilucci, M., Scandolara, C., Pigarev, I.N., and Rizzolatti,

G. (1983). Visual responses in the postarcuate cortex (area 6) of the monkey that are independent of eye position. *Exp. Brain Res.* 50: 464–468.

39. Gentilucci, M., Fogassi, L., Luppino, G., Matelli, M., Camarda, R., and Rizzolatti, G. (1988). Functional organization of inferior area 6 in the macaque monkey. I. Somatotopy and the control of proximal movements. *Exp. Brain Res.* 71: 475–490.

40. Fogassi, L., Gallese, V., di Pellegrino, G., Fadiga, L., Gentilucci, M., Luppino, G., Matelli, M., Pedotti, A., and Rizzolatti, G. (1992). Space coding by premotor cortex. *Exp. Brain Res.* 89: 686–690.

41. Fogassi, L., Gallese, V., Fadiga, L., Luppino, G., Matelli, M., and Rizzolatti, G. (1996). Coding of peripersonal space in inferior premotor cortex (area F4). *J. Neurophysiol.* 76: 141–157.

42. Matelli, M., Luppino, G., and Rizzolatti, G. (1985). Patterns of cytochrome oxidase activity in the frontal agranular cortex of the macaque monkey. *Behav. Brain Res.* 18: 125–136.

43. Graziano, M.S.A., and Gandhi, S. (2000). Location of the poly-sensory zone in the precentral gyrus of anesthetized monkeys. *Exp. Brain Res.* 135: 259–266.

第六章

1. Rizzolatti, G., Scandolara, C., Matelli, M., and Gentilucci, M.

(1981). Afferent properties of periarcuate neurons in macaque monkeys. II. Visual responses. *Behav. Brain Res.* 2: 147–163.

2. Gentilucci, M., Scandolara, C., Pigarev, I.N., and Rizzolatti, G. (1983). Visual responses in the postarcuate cortex (area 6) of the monkey that are independent of eye position. *Exp. Brain Res.* 50: 464–468.

3. Gentilucci, M., Fogassi, L., Luppino, G., Matelli, M., Camarda, R., and Rizzolatti, G. (1988). Functional organization of inferior area 6 in the macaque monkey. I. Somatotopy and the control of proximal movements. *Exp. Brain Res.* 71: 475–490.

4. Graziano, M.S.A., Yap, G.S., and Gross, C.G. (1994). Coding of visual space by pre-motor neurons. *Science* 266: 1054–1057.

5. Graziano, M.S.A., Hu, X.T., and Gross, C.G. (1997). Coding the locations of objects in the dark. *Science* 277: 239–241.

6. Graziano, M.S.A., Hu, X.T., and Gross, C.G. (1997). Visuospatial properties of ventral premotor cortex. *J. Neurophysiol.* 77: 2268–2292.

7. Graziano, M.S.A., and Gross, C.G. (1998). Visual responses with and without fixation: neurons in premotor cortex encode spatial locations independently of eye position. *Exp. Brain Res.* 118: 373–380.

8. Graziano, M.S.A. (1999). Where is my arm? The relative role of vision and proprioception in the neuronal representation of limb position. *Proc. Natl. Acad. Sci. U.S.A.* 96: 10418–10421.

9. Graziano, M.S.A., Reiss, L.A.J., and Gross, C.G. (1999). A neuronal representation of the location of nearby sounds. *Nature* 397: 428–430.

10. Graziano, M.S.A., Cooke, D.F., and Taylor, C.S.R. (2000). Coding the location of the arm by sight. *Science* 290: 1782–1786.

11. Graziano, M.S.A., and Gandhi, S. (2000). Location of the poly-sensory zone in the precentral gyrus of anesthetized monkeys. *Exp. Brain Res.* 135: 259–266.

12. Graziano, M.S.A., Alisharan, S.A., Hu, X., and Gross, C.G. (2002). The clothing effect: tactile neurons in the precentral gyrus do not respond to the touch of the familiar primate chair. *Proc. Natl. Acad. Sci. U.S.A.* 99: 11930–11933.

13. Gardener, J. (1972) *The Sunlight Dialogues.* New York: Alfred A. Knopf.

14. Bremmer, F., Klam, F., Duhamel, J.R., Ben Hamed, S., and Graf, W. (2002). Visual-vestibular interactive responses in the macaque ventral intraparietal area (VIP). *Eur. J. Neurosci.* 16: 1569–1586.

15. Klam, F., and Graf, W. (2006). Discrimination between active and passive head movements by macaque ventral and medial intraparietal cortex neurons. *J. Physiol.* 574: 367–386.

16. Chen, A., DeAngelis, G.C., and Angelaki, D.E. (2011). A comparison of vestibular spatiotemporal tuning in macaque parieto-insular vestibular cortex, ventral intraparietal area, and medial superior temporal area. *J. Neurosci.* 31: 3082–

3094.

17. Blauert, J. (1997). *Spatial Hearing*: *The Psychophysics of Human Sound Localization*. Translated by J. S. Allen. Cambridge, MA: MIT Press.

18. Supa, M., Cotzin, M., and Dallenbach, K. M. (1944). "Facial vision" —the perception of obstacles by the blind. *Am. J. Psychol*. 57: 133–183.

19. Cotzin, M., and Dallenbach, K.M. (1950). "Facial vision" —the role of pitch and loudness in the location of obstacles by the blind. *Am. J. Psychol*. 63: 485–515.

20. Kolarik, A.J., Cirstea, S., Pardhan, S., and Moore, B.C.J. (2014). A summary of research investigating echolocation abilities of blind and sighted humans. *Hearing Res*. 310: 60–68.

21. Dahl, R. (1977). *The Wonderful Story of Henry Sugar, and Six More*. London: Jonathan Cape.

22. Kusek, K. (1998). How you find your lover's lips in the dark. *Glamour Magazine*, March, p. 77.

23. Andersen, R.A., and Mountcastle, V.B. (1983). The influence of the angle of gaze upon the excitability of the light-sensitive neurons of the posterior parietal cortex. *J. Neurosci*. 3: 532–548.

24. Andersen, R.A., Essick, G.K., and Siegel, R.M. (1985). Encoding of spatial location by posterior parietal neurons. *Science* 230: 456–458.

25. Zipser, D., and Andersen, R.A. (1988). A back-propagation

programmed network that simulates response properties of a subset of posterior parietal neurons. *Nature* 311: 679–684.

26. Andersen, R.A., Bracewell, R.M., Barash, S., Gnadt, J.W., and Fogassi, L. (1990). Eye-position effects on visual, memory, and saccade-related activity in areas LIP and 7a of macaque. *J. Neurosci.* 10: 1176–1196.

27. Brotchie, P.R., Andersen, R.A., Snyder, L.H., and Goodman, S.J. (1995). Head position signals used by parietal neurons to encode locations of visual stimuli. *Nature* 375: 232–235.

28. Stricanne, B., Andersen, R.A., and Mazzoni, P. (1996). Eye-centered, head-centered, and intermediate coding of remembered sound locations in area LIP. *J. Neurophysiol.* 76: 2071–2076.

29. Snyder, L.H., Grieve, K.L., Brotchie, P., and Andersen, R.A. (1998). Separate body- and world-referenced representations of visual space in parietal cortex. *Nature* 394: 887–891.

30. Batista, A.P., Buneo, C.A., Snyder, L.H., and Andersen, R.A. (1999). Reach plans in eye-centered coordinates. *Science* 285: 257–260.

31. Xing, J., and Andersen, R.A. (2000). Models of the posterior parietal cortex which perform multimodal integration and represent space in several coordinate frames. *J. Cogn. Neurosci.* 12: 601–614.

32. Cohen, Y.E., and Andersen, R.A. (2000). Reaches to sounds encoded in an eye-centered reference frame. *Neuron* 27: 647–652.

33. Buneo, C.A., Jarvis, M.R., Batista, A.P., and Andersen, R.A. (2002). Direct visuomotor transformations for reaching. *Nature* 416: 632–636.

34. Pigarev, I.N., and Rodionova, E.I. (1988). Neurons with visual receptive fields independent of the position of the eyes in cat parietal cortex. *Sensornie Sistemi* 2: 245–254.

35. Galletti, C., Battaglini, P.P., and Fattori, P. (1993). Parietal neurons encoding spatial locations in craniotopic coordinates. *Exp. Brain Res.* 96: 221–229.

36. Duhamel, J.R., Bremmer, F., Ben Hamed, S., and Graf, W. (1997). Spatial invariance of visual receptive fields in parietal cortex neurons. *Nature* 389: 845–848.

37. Gross, C.G., and Graziano, M.S.A. (1995). Multiple representations of space in the brain. *The Neuroscientist* 1: 43–50.

38. Fogassi, L., Gallese, V., di Pellegrino, G., Fadiga, L., Gentilucci, M., Luppino, G., Matelli, M., Pedotti, A., and Rizzolatti, G. (1992). Space coding by premotor cortex. *Exp. Brain Res.* 89: 686–690.

39. Fogassi, L., Gallese, V., Fadiga, L., Luppino, G., Matelli, M., and Rizzolatti, G. (1996). Coding of peripersonal space in inferior premotor cortex (area F4). *J. Neurophysiol.* 76: 141–157.

第七章

1. Robinson, D.A., and Fuchs, A.F. (1969). Eye movements

evoked by stimulation of frontal eye fields. *J. Neurophysiol.* 32: 637–648.

2. Bruce, C.J., Goldberg, M.E., Bushnell, M.C., and Stanton, G.B. (1985). Primate frontal eye fields. II. Physiological andanatomical correlates of electrically evoked eye movements. *J. Neurophysiol.* 54: 714–734.

3. Dassonville, P., Schlag, J., and Schlag-Rey, M. (1992). The frontal eye field provides the goal of saccadic eye movement. *Exp. Brain Res.* 89: 300–310.

4. Gottlieb, J.P., Bruce, C.J., and MacAvoy, M.G. (1993). Smooth eye movements elicited by microstimulation in the primate frontal eye field. *J. Neurophysiol.* 69: 786–799.

5. Fujii, N., Mushiake, H., and Tanji, J. (1998). Intracortical micro-stimulation of bilateral frontal eye field. *J. Neurophysiol.* 79: 2240–2244.

6. Tehovnik, E.J., Slocum, W.M., and Schiller, P.H. (1999). Behavioural conditions affecting saccadic eye movements elicited electrically from the frontal lobes of primates. *Eur. J. Neurosci.* 11: 2431–2443.

7. Knight, T.A., and Fuchs, A.F. (2007). Contribution of the frontal eye field to gaze shifts in the head-unrestrained monkey: effects of microstimulation. *J. Neurophysiol.* 97: 618–634.

8. Moore, T., and Fallah, M. (2001). Control of eye movements and spatial attention. *Proc. Natl. Acad. Sci. U.S.A.* 98: 1273–1276.

9. Moore, T., and Armstrong, K.M. (2003). Selective gating of visual signals by microstimulation of frontal cortex. *Nature* 421: 370–373.

10. Moore, T., and Fallah, M. (2004). Microstimulation of the frontal eye field and its effects on covert spatial attention. *J. Neurophysiol.* 91: 152–162.

11. Armstrong, K.M., and Moore, T. (2007). Rapid enhancement of visual cortical response discriminability by microstimulation of the frontal eye field. *Proc. Natl. Acad. Sci. U.S.A.* 104: 9499–9504.

12. Schafer, R.J., and Moore, T. (2007). Attention governs action in the primate frontal eye field. *Neuron* 56: 541–551.

13. Armstrong, K.M., Chang, M.H., and Moore, T. (2009). Selection and maintenance of spatial information by frontal eye field neurons. *J. Neurosci.* 29: 15621–15629.

14. Noudoost, B., Clark, K.L., and Moore, T. (2014). A distinct contribution of the frontal eye field to the visual representation of saccadic targets. *J. Neurosci.* 34: 3687–3698.

15. Fritsch, G., and Hitzig, E. (1870). Ueber die elektrishe Erregbarkeit des Grosshirns. Translated by G. von Bonin. In: *The Cerebral Cortex*. Edited by W. W. Nowinski. Springfield, IL: Thomas, pp. 73–96.

16. Graziano, M.S.A. (2008). *The Intelligent Movement Machine*. New York: Oxford University Press.

17. Penfield, W., and Boldrey, E. (1937). Somatic motor and

sensory representation in the cerebral cortex of man as studied by electrical stimulation. *Brain* 60: 389–443.

18. Penfield, W., and Rasmussen, T. (1950). *The Cerebral Cortex of Man. A Clinical Study of Localization of Function.* New York: Macmillan.

19. Ferrier, D. (1874). Experiments on the brain of monkeys— No. 1. *Proc. R. Soc. Lond.* 23: 409–430.

20. Beevor, C., and Horsley, V. (1887). A minute analysis (experimental) of the various movements produced by stimulating in the monkey different regions of the cortical centre for the upper limb, as defined by Professor Ferrier. *Phil. Trans. R. Soc. Lond.* B 178: 153–167.

21. Asanuma, H., and Ward, J.E. (1971). Pattern of contraction of distal forelimb muscles produced by intracortical stimulation in cats. *Brain Res.* 27: 97–109.

22. Huang, C.S., Hiraba, H., Murray, G.M., and Sessle, B.J. (1989). Topographical distribution and functional properties of cortically induced rhythmical jaw movements in the monkey (Macaca fascicularis). *J. Neurophysiol.* 61: 635–650.

23. Freedman, E.G., Stanford, T.R., and Sparks, D.L. (1996). Combined eye-head gaze shifts produced by electrical stimulation of the superior colliculus in rhesus monkeys. *J. Neurophysiol.* 76: 927–952.

24. Stanford, T.R., Freedman, E.G., and Sparks, D.L. (1996). Site and parameters of microstimulation: evidence for

independent effects on the properties of saccades evoked from the primate superior colliculus. *J. Neurophysiol.* 76: 3360–3381.

25. Martinez-Trujillo, J.C., Wang, H., and Crawford, J.D. (2003). Electrical stimulation of the supplementary eye fields in the head-free macaque evokes kinematically normal gaze shifts. *J. Neurophysiol.* 89: 2961–2974.

26. Chen, L.L., and Walton, M.M. (2005). Head movement evoked by electrical stimulation in the supplementary eye field of the rhesus monkey. *J. Neurophysiol.* 94: 4502–4519.

27. Graziano, M.S.A., Taylor, C.S.R., and Moore, T. (2002). Complex movements evoked by microstimulation of precentral cortex. *Neuron* 34: 841–851.

28. Graziano, M.S.A., Cooke, D.F., Taylor, C.S.R., and Moore, T. (2004) Distribution of hand location in monkeys during spontaneous behavior. *Exp. Brain Res.* 155: 30–36.

29. Cooke, D.F., and Graziano, M.S.A. (2004). Sensorimotor integration in the precentral gyrus: polysensory neurons and defensive movements. *J. Neurophysiol.* 91: 1648–1660.

30. Graziano, M.S.A., Patel, K.T., and Taylor, C.S.R. (2004). Mapping from motor cortex to biceps and triceps altered by elbow angle. *J. Neurophysiol.* 92: 395–407.

31. Cooke, D.F., and Graziano, M.S.A. (2004). Super-flinchers and nerves of steel: defensive movements altered by chemical manipulation of a cortical motor area. *Neuron* 43: 585–593.

32. Graziano, M.S.A., Aflalo, T., and Cooke, D.F. (2005). Arm movements evoked by electrical stimulation in the motor cortex of monkeys. *J. Neurophysiol.* 94: 4209–4223.

33. Graziano, M.S.A. (2006). The organization of behavioral repertoire in motor cortex. *Annu. Rev. Neurosci.* 29: 105–134.

34. Aflalo, T.N., and Graziano, M.S.A. (2006). Partial tuning of motor cortex neurons to final posture in a free-moving paradigm. *Proc. Natl. Acad. Sci. U.S.A.* 103: 2909–2914.

35. Aflalo, T.N., and Graziano, M.S.A. (2006). Possible origins of the complex topographic organization of motor cortex: reduction of a multidimensional space onto a 2-dimensional array. *J. Neurosci.* 26: 6288–6297.

36. Graziano, M.S.A., and Aflalo, T.N. (2007). Mapping behavioral repertoire onto the cortex. *Neuron* 56: 239–251.

37. Aflalo, T.N., and Graziano, M.S.A. (2007). Relationship between unconstrained arm movement and single neuron firing in the macaque motor cortex. *J. Neurosci.* 27: 2760–2780.

38. Brecht, M., Schneider, M., Sakmann, B., and Margrie, T.W. (2004). Whisker movements evoked by stimulation of single pyramidal cells in rat motor cortex. *Nature* 427: 704–710.

39. Haiss, F., and Schwarz, C. (2005). Spatial segregation of different modes of movement control in the whisker representation of rat primary motor cortex. *J. Neurosci.* 25: 1579–1587.

40. Stepniewska, I., Fang, P.C., and Kaas, J.H. (2005). Microstimulation reveals specialized subregions for different complex movements in posterior parietal cortex of prosimian galagos. *Proc. Natl. Acad. Sci. U.S.A.* 102: 4878–4883.

41. Cramer, N.P., and Keller, A. (2006). Cortical control of a whisking central pattern generator. *J. Neurophysiol.* 96: 209–217.

42. Ethier, C., Brizzi, L., Darling, W.G., and Capaday, C. (2006). Linear summation of cat motor cortex outputs. *J. Neurosci.* 26: 5574–5581.

43. Ramanathan, D., Conner, J.M., and Tuszynski, M.H. (2006). A form of motor cortical plasticity that correlates with recovery of function after brain injury. *Proc. Natl. Acad. Sci. U.S.A.* 103: 11370–11375.

44. Stepniewska, I., Fang, P.C., and Kaas, J.H. (2009). Organization of the posterior parietal cortex in galagos: I. Functional zones identified by microstimulation. *J. Comp. Neurol.* 517: 765–782.

45. Stepniewska, I., Friedman, R.M., Gharbawie, O.A., Cerkevich, C.M., Roe, A.W., and Kaas, J.H. (2011). Optical imaging in galagos reveals parietal-frontal circuits underlying motor behavior. *Proc. Natl. Acad. Sci. U.S.A.* 108: E725–E732.

46. Gharbawie, O.A., Stepniewska, I., and Kaas, J.H. (2011). Cortical connections of functional zones in posterior parietal cortex and frontal cortex motor regions in New World

monkeys. *Cereb. Cortex* 21: 1981–2002.

47. Gharbawie, O.A. Stepniewska, I., Qi, H., and Kaas, J.H. (2011). Multiple parietal-frontal pathways mediate grasping in macaque monkeys. *J. Neurosci.* 31: 11660–11677.

48. Cooke, D.F., Padberg, J., Zahner, T., and Krubitzer, L. (2012). The functional organization and cortical connections of motor cortex in squirrels. *Cereb. Cortex* 22: 1959–1978.

49. Harrison, T.C., Ayling, O.G., and Murphy, T.H. (2012). Distinct cortical circuit mechanisms for complex forelimb movement and motor map topography. *Neuron* 74: 397–409.

50. Isogai, F., Kato, T., Fujimoto, M., Toi, S., Oka, A., Adachi, T., Maeda, Y., Morimoto, T., Yoshida, A., and Masuda, Y. (2012). Cortical area inducing chewing-like rhythmical jaw movements and its connections with thalamic nuclei in guinea pigs. *Neurosci. Res.* 74: 239–247.

51. Overduin, S.A., d'Avella, A., Carmena, J.M., and Bizzi, E. (2012). Microstimulation activates a handful of muscle synergies. *Neuron* 76: 1071–1077.

52. Bonazzi, L., Viaro, R., Lodi, E., Canto, R., Bonifazzi, C., and Franchi, G. (2013). Complex movement topography and extrinsic space representation in the rat forelimb motor cortex as defined by long-duration intracortical microstimulation. *J. Neurosci.* 33: 2097–2107.

53. Brown, A.R., and Teskey, G.C. (2014). Motor cortex is functionally organized as a set of spatially distinct representations for complex movements. *J. Neurosci.* 34:

13574–13585.

54. Budri, M., Lodi, E., and Franchi, G. (2014). Sensorimotor restriction affects complex movement topography and reachable space in the rat motor cortex. *Front. Syst. Neurosci.* 8: 231. doi: 10.3389/fnsys.2014.00231

55. Desmurget, M., Richard, N., Harquel, S., Baraduc, P., Szathmari, A., Mottolese, C., and Sirigu, A. (2014). Neural representations of ethologically relevant hand/mouth synergies in the human precentral gyrus. *Proc. Natl. Acad. Sci. U.S.A.* 111: 5718–5722.

56. Overduin, S.A., d'Avella, A., Carmena, J.M., and Bizzi, E. (2014). Muscle synergies evoked by microstimulation are preferentially encoded during behavior. *Front. Comput. Neurosci.* 8: 20. doi: 10.3389/fncom.2014.00020

57. Stepniewska, I., Gharbawie, O.A., Burish, M.J., and Kaas, J.H. (2014). Effects of muscimol inactivations of functional domains in motor, premotor, and posterior parietal cortex on complex movements evoked by electrical stimulation. *J. Neurophysiol.* 111: 1100–1119.

58. Graziano, M.S.A. (2015). Ethological action maps: a paradigm shift for the motor cortex. *Trends Cogn. Sci.* 20: 121–132.

第八章

1. Graziano, M.S.A., Taylor, C.S.R., and Moore, T. (2002). Complex movements evoked by microstimulation of

precentral cortex. *Neuron* 34: 841–851.

2. Cooke, D.F., and Graziano, M.S.A. (2004). Sensorimotor integration in the precentral gyrus: polysensory neurons and defensive movements. *J. Neurophysiol.* 91: 1648–1660.

3. Cooke, D.F., and Graziano, M.S.A. (2003). Defensive movements evoked by air puff in monkeys. *J. Neurophysiol.* 90: 3317–3329.

4. Gentilucci, M., Fogassi, L., Luppino, G., Matelli, M., Camarda, R., and Rizzolatti, G. (1988). Functional organization of inferior area 6 in the macaque monkey. I. Somatotopy and the control of proximal movements. *Exp. Brain Res.* 71: 475–490.

5. Cooke, D.F., and Graziano, M.S.A. (2004). Super-flinchers and nerves of steel: defensive movements altered by chemical manipulation of a cortical motor area. *Neuron* 43: 585–593.

6. Cooke, D.F., Taylor, C.S.R., Moore, T., and Graziano, M.S.A. (2003). Complex movements evoked by microstimulation of area VIP. *Proc. Natl. Acad. Sci. U.S.A.* 100: 6163–6168.

7. Stepniewska, I., Fang, P.C., and Kaas, J.H. (2005). Microstimulation reveals specialized subregions for different complex movements in posterior parietal cortex of prosimian galagos. *Proc. Natl. Acad. Sci. U.S.A.* 102: 4878–4883.

8. Gharbawie, O.A., Stepniewska, I., and Kaas, J.H. (2011). Cortical connections of functional zones in posterior parietal cortex and frontal cortex motor regions in New World monkeys. *Cereb. Cortex* 21: 1981–2002.

9. Boulanger, M., Bergeron, A., and Guitton, D. (2009). Ipsilateral head and centring eye movements evoked from monkey premotor cortex. *Neuroreport* 20: 669–673.

10. Hocherman, S., and Wise, S.P. (1991). Effects of hand movement path on motor cortical activity in awake, behaving rhesus monkeys. *Exp. Brain Res.* 83: 285–302.

11. Caminiti, R., Ferraina, S., and Johnson, P.B. (1996). The sources of visual information to the primate frontal lobe: a novel role for the superior parietal lobule. *Cereb. Cortex* 6: 319–328.

12. Scott, S.H., Sergio, L.E., and Kalaska, J.F. (1997). Reaching movements with similar hand paths but different arm orientations. II. Activity of individual cells in dorsal premotor cortex and parietal area 5. *J. Neurophysiol.* 78: 2413–2426.

13. Snyder, L.H., Batista, A.P., and Andersen, R.A. (1997). Coding of intention in the posterior parietal cortex. *Nature* 386: 167–170.

14. Messier, J., and Kalaska, J.F. (2000). Covariation of primate dorsal premotor cell activity with direction and amplitude during a memorized-delay reaching task. *J. Neurophysiol.* 84: 152–165.

15. Buneo, C.A., Jarvis, M.R., Batista, A.P., and Andersen, R.A. (2002). Direct visuomotor transformations for reaching. *Nature* 416: 632–636.

16. Cisek, P., and Kalaska, J.F. (2002). Simultaneous encoding

of multiple potential reach directions in dorsal premotor cortex. *J. Neurophysiol.* 87: 1149–1154.

17. Batista, A.P., Santhanam, G., Yu, B.M., Ryu, S.I., Afshar, A., and Shenoy, K.V. (2007). Reference frames for reach planning in macaque dorsal premotor cortex. *J. Neurophysiol.* 98: 966–983.

18. Kaufman, M.T., Churchland, M.M., Santhanam, G., Yu, B.M., Afshar, A., Ryu, S.I., and Shenoy, K.V. (2010). Roles of monkey premotor neuron classes in movement preparation and execution. *J. Neurophysiol.* 104: 799–810.

19. Konen, C.S., Mruczek, R.E., Montoya, J.L., and Kastner, S. (2013). Functional organization of human posterior parietal cortex: grasping- and reaching-related activations relative to topographically organized cortex. *J. Neurophysiol.* 109: 2897–9208.

20. Rizzolatti, G., Camarda, R., Fogassi, L., Gentilucci, M., Luppino, G., and Matelli, M. (1988). Functional organization of inferior area 6 in the macaque monkey. II. Area F5 and the control of distal movements. *Exp. Brain Res.* 71: 491–507.

21. Gallese, V., Murata, A., Kaseda, M., Niki, N., and Sakata, H. (1994). Deficit of hand preshaping after muscimol injection in monkey parietal cortex. *Neuroreport* 5: 1525–1529.

22. Sakata, H., Taira, M., Kusunoki, M., Murata, A., and Tanaka, Y. (1997). The TINS Lecture. The parietal association cortex in depth perception and visual control of hand action. *Trends Neurosci.* 20: 350–357.

23. Luppino, G., Murata, A., Govoni, P., and Matelli, M. (1999). Largely segregated parietofrontal connections linking rostral intraparietal cortex (areas AIP and VIP) and the ventral premotor cortex (areas F5 and F4). *Exp. Brain Res.* 128: 181–187.

24. Murata, A., Gallese, V., Luppino, G., Kaseda, M., and Sakata, H. (2000). Selectivity for the shape, size, and orientation of objects for grasping in neurons of monkey parietal area AIP. *J. Neurophysiol.* 83: 2580–2601.

25. Raos, V., Umiltá, M.A., Murata, A., Fogassi, L., and Gallese, V. (2006). Functional properties of grasping-related neurons in the ventral premotor area F5 of the macaque monkey. *J. Neurophysiol.* 95: 709–729.

26. Colby. C.L. (1998). Action-oriented spatial reference frames in cortex. *Neuron* 20: 15–24.

第九章

1. Brain, W.R. (1941). Visual disorientation with special reference to lesions of the right cerebral hemisphere. *Brain* 263: 244–272.

2. Critchley, M. (1953). *The Parietal Lobes*. New York: Hafner.

3. Halligan, P.W., Fink, G.R., Marshall, J.C., and Vallar, G. (2003). Spatial cognition: evidence from visual neglect. *Trends Cogn. Sci.* 7: 125–133.

4. Corbetta, M. (2014). Hemispatial neglect: clinic, pathogenesis, and treatment. *Semin. Neurol.* 34: 514–523.

5. Vallar, G., and Perani, D. (1986). The anatomy of unilateral neglect after right-hemisphere stroke lesions. A clinical/CT-scan correlation study in man. *Neuropsychologia* 24: 609–622.

6. Mort, D.J., Malhotra, P., Mannan, S.K., Rorden, C., Pambakian, A., Kennard, C., and Husain, M. (2003). The anatomy of visual neglect. *Brain* 126: 1986–1997.

7. Bisiach, E., and Luzzatti, C. (1978). Unilateral neglect of representational space. *Cortex* 14: 129–133.

8. Chen, P., and Goedert, K.M. (2012). Clock drawing in spatial neglect: a comprehensive analysis of clock perimeter, placement, and accuracy. *J. Neuropsychol.* 6: 270–289.

9. Heilman, K.M., and Valenstein, E. (1979). Mechanisms underlying hemispatial neglect. *Ann. Neurol.* 5: 166–170.

10. Halligan, P.W, and Marshall, J.C. (1991). Left neglect for near but not far space in man. *Nature* 350: 498–500.

11. Bisiach, E., Perani, D., Vallar, G., and Berti, A. (1986). Unilateral neglect: personal and extra-personal space. *Neuropsychologia* 24: 759–767.

12. Mennemeier, M., Wertman, E., and Heilman, K.M. (1992). Neglect of near peripersonal space: evidence for multidirectional attentional systems in humans. *Brain* 115: 37–50.

13. Cowey, A., Small, M., and Ellis, S. (1994). Visuospatial neglect can be worse in far than in near space. *Neuropsychologia* 32: 1059–1066.

14. Butler, B.C., Eskes, G.A., and Vandorpe, R.A. (2004). Gradients of detection in neglect: comparison of peripersonal and extrapersonal space. *Neuropsychologia* 42: 346–358.

15. Committeri, G., Pitzalis, S., Galati, G., Patria, F., Pelle, G., Sabatini, U., Castriota-Scanderbeg, A., Piccardi, L., Guariglia, C., and Pizzamiglio, L. (2007). Neural bases of personal and extrapersonal neglect in humans. *Brain* 130: 431–441.

16. Grossi, D., Esposito, D., Cuomo, C., Conchiglia, G., and Trojano, L. (2007). Object-based neglect for the near peripersonal space in drawing tasks. *Eur. J. Neurol.* 14: 933–936.

17. Bjoertomt, O., Cowey, A., and Walsh, V. (2009). Near space functioning of the human angular and supramarginal gyri. *J. Neuropsychol.* 3: 31–43.

18. Lane, A.R., Ball, K., Smith, D.T., Schenk, T., and Ellison, A. (2013). Near and far space: understanding the neural mechanisms of spatial attention. Hum. *Brain Mapp.* 34: 356–366.

19. Bartolo, A., Carlier, M., Hassaini, S., Martin, Y., and Coello, Y. (2014). The perception of peripersonal space in right and left brain damage hemiplegic patients. *Front. Hum. Neurosci.* 8: 3. doi: 10.3389/fnhum.2014.00003

20. Nijboer, T.C., Ten Brink, A.F., Kouwenhoven, M., and Visser-Meily, J.M. (2014). Functional assessment of region-specific neglect: are there differential behavioural

consequences of peripersonal versus extrapersonal neglect? *Behav. Neurol.* 2014: 526407. doi: 10.1155/2014/526407

21. Nijboer, T.C., Ten Brink, A.F., van der Stoep, N., and Visser-Meily, J.M. (2014). Neglecting posture: differences in balance impairments between peripersonal and extrapersonal neglect. *Neuroreport* 25: 1381–1385.

22. Rapcsak, S.Z., Watson, R.T., and Heilman, K.M. (1987). Hemispace visual field interactions in visual extinction. *J. Neurol. Neurosurg. Psychiatry* 50: 1117–1124.

23. Pellegrino, G., Làdavas, E., and Farne, A. (1997). Seeing where your hands are. *Nature* 388: 730.

24. Làdavas, E., di Pellegrino, G., Farnè, A., and Zeloni, G. (1998). Neuropsychological evidence of an integrated visuotactile representation of peripersonal space in humans. *J. Cogn. Neurosci.* 10: 581–589.

25. Làdavas, E., Zeloni, G., and Farnè, A. (1998). Visual peripersonal space centered on the face in humans. *Brain* 121: 2317–2326.

26. Làdavas, E., Farnè, A., Zeloni, G., and di Pellegrino, G. (2000). Seeing or not seeing where your hands are. *Exp. Brain Res.* 131: 458–467.

27. di Pellegrino, G., and Frassinetti, F. (2000). Direct evidence from parietal extinction of enhancement of visual attention near a visible hand. *Curr. Biol.* 10: 1475–1477.

28. Làdavas, E., Pavani, F., and Farnè, A. (2001). Auditory peripersonal space in humans: a case of auditory-tactile

extinction. *Neurocase* 7: 97–103.

29. Farnè, A., and Làdavas, E. (2002). Auditory peripersonal space in humans. *J. Cogn. Neurosci.* 14: 1030–1043.

30. Farnè, A., Demattè, M.L., and Làdavas, E. (2003). Beyond the window: multisensory representation of peripersonal space across a transparent barrier. *Int. J. Psychophysiol.* 50: 51–61.

31. Làdavas, E., and Farnè, A. (2004). Visuo-tactile representation of near-the-body space. *J. Physiol. Paris.* 98: 161–170.

32. Farnè, A., Demattè, M.L., and Làdavas, E. (2005). Neuropsychological evidence of modular organization of the near peripersonal space. *Neurology* 65: 1754–1758.

33. Graziano, M.S.A., Hu, X.T., and Gross, C.G. (1997). Visuo-spatial properties of ventral premotor cortex. *J. Neurophysiol.* 77: 2268–2292.

34. Spence, C., Nicholls, M.E., Gillespie, N., and Driver, J. (1998). Cross-modal links in exogenous covert spatial orienting between touch, audition, and vision. *Percept. Psychophys.* 60: 544–557.

35. Spence, C., Pavani, F., and Driver, J. (2000). Crossmodal links between vision and touch in covert endogenous spatial attention. J. Exp. Psychol. *Hum. Percept. Perform.* 26: 1298–1319.

36. Kennett, S., Eimer, M., Spence, C., and Driver, J. (2001). Tactile-visual links in exogenous spatial attention under

different postures: convergent evidence from psychophysics and ERPs. *J. Cogn. Neurosci.* 13: 462–478.

37. Kennett, S., Spence, C., and Driver, J. (2001). Visuo-tactile links in covert exogenous spatial attention remap across changes in unseen hand posture. *Percept. Psychophys.* 64: 1083–1094.

38. Spence, C., Pavani, F., and Driver, J. (2004). Spatial constraints on visual-tactile cross-modal distractor congruency effects. *Cogn. Affect. Behav. Neurosci.* 4: 148–169.

39. Kitagawa, N., and Spence, C. (2005). Investigating the effect of a transparent barrier on the crossmodal congruency effect. *Exp. Brain Res.* 161: 62–71.

40. Brozzoli, C., Cardinali, L., Pavani, F., and Farnè, A. (2010). Action-specific remapping of peripersonal space. *Neuropsychologia* 48: 796–802.

41. Longo, M.R., Musil, J.J., and Haggard, P. (2012). Visuo-tactile integration in personal space. *J. Cogn. Neurosci.* 24: 543–552.

42. van Elk, M., Forget, J., and Blanke, O. (2013). The effect of limb crossing and limb congruency on multisensory integration in peripersonal space for the upper and lower extremities. *Conscious. Cogn.* 22: 545–555.

43. Langerak, R.M., La Mantia, C.L., and Brown, L.E. (2013). Global and local processing near the left and right hands. *Front. Psychol.* 4: 793. doi: 10.3389/fpsyg.2013.00793

44. Van der Biest, L., Legrain, V., Paepe, A.D., and Crombez, G. (2016). Watching what's coming near increases tactile sensitivity: an experimental investigation. *Behav. Brain Res.* 297: 307–314.

45. Noel, J.P., Grivaz, P., Marmaroli, P., Lissek, H., Blanke, O., and Serino, A. (2014). Full body action remapping of peripersonal space: the case of walking. *Neuropsychologia* 70: 375–384.

46. Serino, A., Noel, J.P., Galli, G., Canzoneri, E., Marmaroli, P., Lissek, H., and Blanke O. (2015). Body part–centered and full body–centered peripersonal space representations. *Sci. Rep.* 5: 18603. doi: 10.1038/srep18603

47. Serino, A. (2016). Variability in multisensory responses predicts the self-space. *Trends Cogn. Sci.* 20: 169–170.

48. Dufour, A., and Touzalin, P. (2008). Improved visual sensitivity in the perihand space. *Exp. Brain Res.* 190: 91–98.

49. Li, T., Watter, S., and Sun, H.J. (2011). Differential visual processing for equivalent retinal information from near versus far space. *Neuropsychologia* 49: 3863–3869.

50. Serino, A., Canzoneri, E., and Avenanti, A. (2011). Fronto-parietal areas necessary for a multisensory representation of peripersonal space in humans: an rTMS study. *J. Cogn. Neurosci.* 23: 2956–2967.

51. Canzoneri, E., Magosso, E., and Serino, A. (2012). Dynamic sounds capture the boundaries of peripersonal

space representation in humans. *PLoS One* 7: e44306. doi: 10.1371/journal.pone.0044306

52. Tseng, P., Yu, J., Tzeng, O.J., Hung, D.L., and Juan, C.H. (2014). Hand proximity facilitates spatial discrimination of auditory tones. *Front. Psychol.* 5: 527. doi: 10.3389/fpsyg.2014.00527

53. Camponogara, I., Komeilipoor, N., and Cesari, P. (2015). When distance matters: perceptual bias and behavioral response for approaching sounds in peripersonal and extrapersonal space. *Neuroscience* 304: 101–108.

54. Finisguerra, A., Canzoneri, E., Serino, A., Pozzo, T., and Bassolino, M. (2015). Moving sounds within the peripersonal space modulate the motor system. *Neuropsychologia* 70: 421–428.

55. Graziano, M.S.A., Yap, G.S., and Gross, C.G. (1994). Coding of visual space by premotor neurons. *Science* 266: 1054–1057.

56. de Haan, A.M., Smit, M., Van der Stigchel, S., and Dijkerman, H.C. (2016). Approaching threat modulates visuotactile interactions in peripersonal space. *Exp. Brain Res.* 234: 1875–1884.

57. Graziano, M.S.A., Alisharan, S.A., Hu, X., and Gross, C.G. (2002). The clothing effect: tactile neurons in the precental gyrus do not respond to the touch of the familiar primate chair. *Proc. Natl. Acad. Sci. U.S.A.* 99: 11930–11933.

58. Sambo, C.F., Liang, M., Cruccu, G., and Iannetti, G.D.

(2012). Defensive peripersonal space: the blink reflex evoked by hand stimulation is increased when the hand is near the face. *J. Neurophysiol.* 107: 880–889.

59. Sambo, C.F., Forster, B., Williams, S.C., and Iannetti, G.D. (2012). To blink or not to blink: fine cognitive tuning of the defensive peripersonal space. *J. Neurosci.* 32:12921–12927.

60. Coello, Y., Bourgeois, J., and Iachini, T. (2012). Embodied perception of reachable space: how do we manage threatening objects? *Cogn. Process.* 13 (Suppl. 1): S131–S513.

61. Sambo, C.F., and Iannetti, G.D. (2013). Better safe than sorry? The safety margin surrounding the body is increased by anxiety. *J. Neurosci.* 33: 14225–14230.

62. Bufacchi, R.J., Liang, M., Griffin, L.D., and Iannetti, G.D. (2016). A geometric model of defensive peripersonal space. *J. Neurophysiol.* 115: 218–225.

63. Fossataro, C., Sambo, C.F., Garbarini, F., and Iannetti, G.D. (2016). Interpersonal interactions and empathy modulate perception of threat and defensive responses. *Sci. Rep.* 6: 19353. doi: 10.1038/srep19353.

64. Tipper, S.P., Lortie, C., and Bavlis, G.C. (1992). Selective reaching: evidence for action-centered attention. *J. Exp. Psychol. Hum. Percept. Perform.* 18: 891–905.

65. Griffiths, D., and Tipper, S.P. (2009). Priming of reach trajectory when observing actions: hand-centred effects. *Q. J. Exp. Psychol. (Hove)* 62: 2450–2470.

66. de Haan, A.M., Van der Stigchel, S., Nijnens, C.M., and Dijkerman, H.C. (2014). The influence of object identity on obstacle avoidance reaching behaviour. *Acta Psychol.* (*Amst.*) 150: 94–99.

67. Head, H., and Holmes, H.G. (1911). Sensory disturbances from cerebral lesions. *Brain* 34: 102–254.

68. Graziano, M.S.A., and Botvinick, M.M. (2002). How the brain represents the body: insights from neurophysiology and psychology. In: *Common Mechanisms in Perception and Action*: *Attention and Performance XIX*. Edited by W. Prinz and B. Hommel. Oxford, UK: Oxford University Press, pp. 136–157.

69. Holmes, N.P., and Spence, C. (2004). The body schema and the multisensory representation(s) of peripersonal space. *Cogn. Process.* 5: 94–105.

70. Cardinali, L., Brozzoli, C., and Farnè, A. (2009). Peripersonal space and body schema: two labels for the same concept? *Brain Topogr.* 21: 252–260.

71. Medina, J., and Coslett, H.B. (2010). From maps to form to space: touch and the body schema. *Neuropsychologia* 48: 645–654.

72. Botvinick, M., and Cohen, J. (1998). Rubber hands 'feel' touch that eyes see. *Nature* 391: 756.

73. Armel, K.C., and Ramachandran, V.S. (2003). Projecting sensations to external objects: evidence from skin conductance response. *Proc. Biol. Sci.* 270: 1499–1506.

74. Ehrsson, H.H., Spence, C., and Passingham, R.E. (2004). That's my hand! Activity in premotor cortex reflects feeling of ownership of a limb. *Science* 305: 875–877.

75. Ehrsson, H.H., Holmes, N.P., and Passingham, R.E. (2005). Touching a rubber hand: feeling of body ownership is associated with activity in multisensory brain areas. *J. Neurosci.* 25: 10564–10573.

76. Ehrsson, H.H., Wiech, K., Weiskopf, N., Dolan, R.J., and Passingham, R.E. (2007). Threatening a rubber hand that you feel is yours elicits a cortical anxiety response. *Proc. Natl. Acad. Sci. U.S.A.* 104: 9828–9833.

77. Slater, M., Perez-Marcos, D., Ehrsson, H.H., and Sanchez-Vives, M.V. (2009). Inducing illusory ownership of a virtual body. *Front. Neurosci.* 3: 214–220.

78. Petkova, V.I., Björnsdotter, M., Gentile, G., Jonsson, T., Li, T.Q., and Ehrsson, H.H. (2011). From part- to whole-body ownership in the multisensory brain. *Curr. Biol.* 21: 1118–1122.

79. van der Hoort, B., Guterstam, A., and Ehrsson, H.H. (2011). Being Barbie: the size of one's own body determines the perceived size of the world. *PLoS One* 6: e20195. doi: 10.1371/journal.pone.0020195

80. van der Hoort, B., and Ehrsson H.H. (2014). Body ownership affects visual perception of object size by rescaling the visual representation of external space. *Atten. Percept. Psychophys.* 76: 1414–1428.

81. Guterstam, A., Zeberg, H., Özçiftci, V.M., and Ehrsson, H.H. (2016). The magnetic touch illusion: a perceptual correlate of visuotactile integration in peripersonal space. *Cognition* 155: 44–56.

82. Bremmer, F., Schlack, A., Shah, N.J., Zafiris, O., Kubischik, M., Hoffmann, K., Zilles, K., and Fink, G. R. (2001). Polymodal motion processing in posterior parietal and premotor cortex: a human fMRI study strongly implies equivalencies between humans and monkeys. *Neuron* 29: 287–296.

83. Lloyd, D., Morrison, I., and Roberts, N. (2006). Role for human posterior parietal cortex in visual processing of aversive objects in peripersonal space. *J. Neurophysiol.* 95: 205–214.

84. Makin, T.R., Holmes, N.P., and Zohary, E. (2007). Is that near my hand? Multisensory representation of peripersonal space in human intraparietal sulcus. *J. Neurosci.* 27: 731–740.

85. Makin, T. R., Holmes, N. P., Brozzoli, C., Rossetti, Y., and Farnè, A. (2009). Coding of visual space during motor preparation: approaching objects rapidly modulate corticospinal excitability in hand-centered coordinates. *J. Neurosci.* 29: 11841–11851.

86. Avenanti, A., Annela, L., and Serino, A. (2012). Suppression of premotor cortex disrupts motor coding of peripersonal space. *Neuroimage* 63: 281–288.

87. Brozzoli, C., Gentile, G., and Ehrsson, H.H. (2012). That's near my hand! Parietal and premotor coding of hand-centered space contributes to localization and self-attribution of the hand. *J. Neurosci.* 32: 14573–14582.

88. Huang, R.S., Chen, C.F., Tran, A.T., Holstein, K.L., and Sereno, M.I. (2012). Mapping multisensory parietal face and body areas in humans. *Proc. Natl. Acad. Sci. U.S.A.* 109: 18114–18119.

89. Brozzoli, C., Gentile, G., Bergouignan, L., and Ehrsson, H.H. (2013). A shared representation of the space near oneself and others in the human premotor cortex. *Curr. Biol.* 23: 1764–1768.

90. Holt, D.J., Cassidy, B.S., Yue, X., Rauch, S.L., Boeke, E.A., Nasr, S., Tootell, R.B., and Coombs, G., 3rd. (2014). Neural correlates of personal space intrusion. *J. Neurosci.* 34: 4123–4134.

91. Ferri, F., Costantini, M., Huang, Z., Perrucci, M.G., Ferretti, A., Romani, G.L., and Northoff, G. (2015). Intertrial variability in the premotor cortex accounts for individual differences in peripersonal space. *J. Neurosci.* 35: 16328–16339.

92. Holt, D.J., Boeke, E.A., Coombs, G. 3rd, DeCross, S.N., Cassidy, B.S., Stufflebeam, S., Rauch, S.L., and Tootell, R.B. (2015). Abnormalities in personal space and parietal-frontal function in schizophrenia. *Neuroimage Clin.* 9: 233–243.

第十章

1. Whittaker, J.C. (1994). *Flintknapping*: *Making and Understanding Stone Tools*. Austin, TX: University of Texas Press.

2. Semaw, S., Rogers, M.J., Quade, J., Renne, P.R., Butler, R.F., Dominguez-Rodrigo, M., Stout, D., Hart, W.S., Pickering, T., and Simpson, S.W. (2003). 2.6-million-year-old stone tools and associated bones from OGS-6 and OGS-7, Gona, Afar, Ethiopia. *J. Hum. Evol.* 45: 169–177.

3. Stout, D. (2011). Stone tool making and the evolution of human culture and cognition. *Phil. Trans. R. Soc. B* 366: 1050–1059.

4. Whiten, A. (2015). Experimental studies illuminate the cultural transmission of percussive technologies in Homo and Pan. Phil. *Trans. R. Soc. Lond. B Biol. Sci.* 370: 20140359.

5. Iriki, A., Tanaka, M., and Iwamura, Y. (1996). Coding of modified body schema during tool use by macaque postcentral neurones. *Neuroreport* 7: 2325–2330.

6. Maravita, A., and Iriki, A. (2004). Tools for the body (schema). *Trends Cogn. Sci.* 8: 79–86.

7. Mannu, M., and Ottoni, E.B. (2009). The enhanced tool-kit of two groups of wild bearded capuchin monkeys in the Caatinga: tool making, associative use, and secondary tools. *Am. J. Primatol.* 71: 242–251.

8. Spagnoletti, N., Visalberghi, E., Ottoni, E.B., Izar, P., and Fragaszy, D.M. (2011). Stone tool use by adult wild bearded

capuchin monkeys (Cebus libidinosus). Frequency, efficiency and tool selectivity. *J. Hum. Evol.* 61: 97–107.

9. Halligan, P.W, and Marshall, J.C. (1991). Left neglect for near but not far space in man. *Nature* 350: 498–500.

10. Berti, A., and Frassinetti, F. (2000). When far becomes near: remapping of space by tool use. *J. Cogn. Neurosci.* 12: 415–420.

11. Berti, A., Smania, N., and Allport, A. (2001). Coding of far and near space in neglect patients. *Neuroimage* 14: S98–S102.

12. Pegna, A.J., Petit, L., Caldara-Schnetzer, A.S., Khateb, A., Annoni, J.M., Sztajzel, R., and Landis, T. (2001). So near yet so far: neglect in far or near space depends on tool use. *Ann. Neurol.* 50: 820–822.

13. Longo, M.R., and Lourenco, S.F. (2006). On the nature of near space: effects of tool use and the transition to far space. *Neuropsychologia* 44: 977–981.

14. Gamberini, L., Seraglia, B., and Priftis, K. (2008). Processing of peripersonal and extrapersonal space using tools: evidence from visual line bisection in real and virtual environments. *Neuropsychologia* 46: 1298–1304.

15. Farnè, A., and Làdavas, E. (2000). Dynamic size-change of hand peripersonal space following tool use. *Neuroreport* 11: 1645–1649.

16. Maravita, A., Spence, C., Kennett, S., and Driver, J. (2002). Tool-use changes multimodal spatial interactions between

vision and touch in normal humans. *Cognition* 83: B25–B34.

17. Bonifazi, S., Farnè, A., Rinaldesi, L., and Làdavas, E. (2007). Dynamic size-change of peri-hand space through tool-use: spatial extension or shift of the multi-sensory area. *J. Neuropsychol.* 1: 101–114.

18. Farnè, A., Serino, A., and Làdavas, E. (2007). Dynamic size-change of peri-hand space following tool-use: determinants and spatial characteristics revealed through cross-modal extinction. *Cortex* 43: 436–443.

19. Serino, A., Bassolino, M., Farnè, A., and Làdavas, E. (2007). Extended multisensory space in blind cane users. *Psychol. Sci.* 18: 642–648.

20. Magosso, E., Ursino, M., di Pellegrino, G., Làdavas, E., and Serino, A. (2010). Neural bases of peri-hand space plasticity through tool-use: insights from a combined computational-experimental approach. *Neuropsychologia* 48: 812–830.

21. van Elk, M., and Blanke, O. (2011). Manipulable objects facilitate cross-modal integration in peripersonal space. *PLoS One* 6: e24641. doi: 10.1371/journal.pone.0024641

22. Seraglia, B., Priftis, K., Cutini, S., and Gamberini, L. (2012). How tool use and arm position affect peripersonal space representation. *Cogn. Process.* 13 (Suppl. 1): S325–S328.

23. Canzoneri, E., Ubaldi, S., Rastelli, V., Finisguerra, A., Bassolino, M., and Serino, A. (2013). Tool-use reshapes the boundaries of body and peripersonal space representations. *Exp. Brain Res.* 228: 25–42.

24. Bourgeois, J., Farnè, A., and Coello, Y. (2014). Costs and benefits of tool-use on the perception of reachable space. *Acta Psychol. (Amst.)* 148: 91–95.

25. Serino, A., Canzoneri, E., Marzolla, M., di Pellegrino, G., and Magosso, E. (2015). Extending peripersonal space representation without tool-use: evidence from a combined behavioral-computational approach. *Front. Behav. Neurosci.* 9: 4. doi: 10.3389/fnbeh.2015.00004

26. Galli, G., Noel, J.P., Canzoneri, E., Blanke, O., and Serino, A. (2015). The wheelchair as a full-body tool extending the peripersonal space. *Front. Psychol.* 6: 639. doi: 10.3389/fpsyg.2015.00639

27. Maravita, A., Spence, C., Kennett, S., and Driver, J. (2002). Tool-use changes multimodal spatial interactions between vision and touch in normal humans. *Cognition* 83: B25–B34.

28. Holmes, N.P., Calvert, G.A., and Spence, C. (2004). Extending or projecting peripersonal space with tools? Multisensory interactions highlight only the distal and proximal ends of tools. *Neurosci. Lett.* 372: 62–67.

29. Holmes, N.P., Sanabria, D., Calvert, G.A., and Spence, C. (2007). Tool-use: capturing multisensory spatial attention or extending multisensory peripersonal space? *Cortex* 43: 469–489.

30. Holmes, N.P. (2012). Does tool use extend peripersonal space? A review and re-analysis. *Exp. Brain Res.* 218: 273–282.

31. Luppino, G., Murata, A., Govoni, P., and Matelli, M. (1999). Largely segregated parietofrontal connections linking rostral intraparietal cortex (areas AIP and VIP) and the ventral premotor cortex (areas F5 and F4). *Exp. Brain Res.* 128: 181–187.

32. Alstermark, B., and Isa, T. (2012). Circuits for skilled reaching and grasping. *Annu. Rev. Neurosci.* 35: 559–578.

33. Konen, C.S., Mruczek, R.E., Montoya, J.L., and Kastner, S. (2013). Functional organization of human posterior parietal cortex: grasping- and reaching-related activations relative to topographically organized cortex. *J. Neurophysiol.* 109: 2897–9208.

34. Caminiti, R., Ferraina, S., and Johnson, P.B. (1996). The sources of visual information to the primate frontal lobe: a novel role for the superior parietal lobule. Cereb. *Cortex* 6: 319–328.

35. Chao, L.L., and Martin, A. (2000). Representation of manipulable man-made objects in the dorsal stream. *Neuroimage* 12: 478–484.

36. Lewis, J.W. (2006). Cortical networks related to human use of tools. *The Neuroscientist* 12: 211–231.

37. Valyear, K.F., Cavina-Pratesi, C., Stiglick, A.J., and Culham, J.C. (2007). Does tool-related fMRI activity within the intraparietal sulcus reflect the plan to grasp? *Neuroimage* 36 (Suppl. 2): T94–T108.

38. Chouinard, P.A., and Goodale, M.A. (2012). FMRI-

adaptation to highly-rendered color photographs of animals and manipulable artifacts during a classification task. *Neuroimage* 59: 2941–2951.

39. Mruczek, R.E., von Loga, I.S., and Kastner, S. (2013). The representation of tool and non-tool object information in the human intraparietal sulcus. *J. Neurophysiol.* 109: 2883–2896.

第十一章

1. Cooke, D.F., and Graziano, M.S.A. (2004). Super-flinchers and nerves of steel: defensive movements altered by chemical manipulation of a cortical motor area. *Neuron* 43: 585–593.

2. Stoker, B. (1897). *Dracula*. London, UK: Archibald Constable and Co.

3. James, E.L. (2011). *Fifty Shades of Grey*. New York: Vintage Books.

4. Griffiths, D., and Tipper, S.P. (2009). Priming of reach trajectory when observing actions: hand-centred effects. *Q. J. Exp. Psychol. (Hove)* 62: 2450–2470.

5. Heed, T., Habets, B., Sebanz, N., and Knoblich, G. (2010). Others' actions reduce crossmodal integration in peripersonal space. *Curr. Biol.* 20: 1345–1349.

6. Brozzoli, C., Gentile, G., Bergouignan, L., and Ehrsson, H.H. (2013). A shared representation of the space near oneself and others in the human premotor cortex. *Curr. Biol.* 23: 1764–1768.

7. Teneggi, C., Canzoneri, E., di Pellegrino, G., and Serino, A. (2013). Social modulation of peripersonal space boundaries. *Curr. Biol.* 23: 406–411.

8. Fini, C., Costantini, M., and Committeri, G. (2014). Sharing space: the presence of other bodies extends the space judged as near. *PLoS One* 9: e114719. doi: 10.1371/journal.pone.0114719

9. Holt, D.J., Cassidy, B.S., Yue, X., Rauch, S.L., Boeke, E.A., Nasr, S., Tootell, R.B., and Coombs, G., 3rd. (2014). Neural correlates of personal space intrusion. *J. Neurosci.* 34: 4123–4134.

10. Iachini, T., Coello, Y., Frassinetti, F., and Ruggiero, G. (2014). Body space in social interactions: a comparison of reaching and comfort distance in immersive virtual reality. *PLoS One* 9: e111511. doi: 10.1371/journal.pone.0111511

11. Cléry, J., Guipponi, O., Wardak, C., and Ben Hamed, S. (2015). Neuronal bases of peripersonal and extrapersonal spaces, their plasticity and their dynamics: knowns and unknowns. *Neuropsychologia* 70: 313–326.

12. Holt, D.J., Boeke, E.A., Coombs, G., 3rd, DeCross, S.N., Cassidy, B.S., Stufflebeam, S., Rauch, S.L., and Tootell, R.B. (2015). Abnormalities in personal space and parietal-frontal function in schizophrenia. *Neuroimage Clin.* 9: 233–243.

13. Maister, L., Cardini, F., Zamariola, G., Serino, A., and Tsakiris, M. (2015). Your place or mine: shared sensory experiences elicit a remapping of peripersonal space.

Neuropsychologia 70: 455–461.

14. Fossataro, C., Sambo, C.F., Garbarini, F., and Iannetti, G.D. (2016). Interpersonal interactions and empathy modulate perception of threat and defensive responses. *Sci. Rep.* 6: 19353. doi: 10.1038/srep19353.

15. Quesque, F., Ruggiero, G., Mouta, S., Santos, J., Iachini, T., and Coello, Y. (2016). Keeping you at arm's length: modifying peripersonal space influences interpersonal distance. *Psychol. Res.* doi: 10.1007/s00426-016-0782-1.

第十二章

1. von Hooff, J.A.R.A.M. (1962). Facial expression in higher primates. *Symp. Zool. Soc. Lond.* 8: 97–125.

2. von Hooff, J.A.R.A.M. (1972). A comparative approach to the phylogeny of laughter and smiling. In: *Non Verbal Communication*. Edited by R.A. Hind. Cambridge, U.K.: Cambridge University Press, pp. 209–241.

3. Thierry, B., Demaria, C., Preuschoft, S., and Desportes, C. (1989). Structural convergence between silent bared-teeth display and relaxed open-mouth display in the Tonkean macaque (*Macaca tonkeana*). *Folia Primatol. (Basel)* 52: 178–184.

4. Preuschoft, S. (1992). "Laughter" and "smile" in Barbary macaques (*Macaca sylvanus*). *Ethology* 91: 220–236.

5. De Marco, A., and Visalberghi, E. (2007). Facial displays in young tufted Capuchin monkeys (*Cebus apella*): appearance,

meaning, context and target. *Folia Primatol.* (*Basel*) 78: 118–137.

6. Beisner, B.A., and McCowan, B. (2014). Signaling context modulates social function of silent bared-teeth displays in rhesus macaques (*Macaca mulatta*). *Am. J Primatol.* 76: 111–121.

7. Duchenne G.-B. (1990). *The Mechanism of Human Facial Expression.* Edited and translated by R. Andrew Cuthbertson. New York: Cambridge University Press. [Originally published in 1862.]

8. Darwin, C. (1872). *The Expression of the Emotions in Man and Animals.* London: John Murray.

9. Dawkins, R., and Krebs, J.R. (1978). *Animal signals*: *information or manipulation? In*: *Behavioral Ecology*: *An Evolutionary Approach.* Edited by R. Krebs and N.B. Davies. Oxford, U.K.: Blackwell, pp. 282–309.

10. Grafen, A., and Johnstone, R.A. (1993). Why we need ESS signalling theory. *Phil. Trans. R. Soc. Lond.* (*Biol.*) 340: 245–250.

11. Fridlund, A. (1994). *Human Facial Expression*: *An Evolutionary View.* New York: Academic Press.

12. Godfray, H.C.J., and Johnstone, R.A. (2000). Begging and bleating: the evolution of parent-offspring signaling. *Phil. Trans. R. Soc. Lond.* (*Biol.*) 355: 1581–1591.

13. Schmidt, K.L., and Cohn, J.F. (2001). Human facial expressions as adaptations: evolutionary questions in facial

expression research. *Am. J. Phys. Anthropol.* Suppl. 33: 3–24.

第十三章

1. Darwin, C. (1872). *The Expression of the Emotions in Man and Animals.* London: John Murray.
2. von Hooff, J.A.R.A.M. (1962). Facial expression in higher primates. *Symp. Zool. Soc. Lond.* 8: 97–125.
3. Jolly, A. (1966). *Lemur Behaviour: A Madagascar Field Study.* Chicago: University of Chicago Press.
4. von Hooff, J.A.R.A.M. (1972). *A comparative approach to the phylogeny of laughter and smiling. In: Non Verbal Communication.* Edited by R.A. Hind. Cambridge, U.K.: Cambridge University Press, pp. 209–241.
5. Henry, J.D., and Herrero, S.M. (1974). Social play in the American black bear: its similarity to canid social play and an examination of its identifying characteristics. *Am. Zoologist* 14: 371–389.
6. Preuschoft, S. (1992). "Laughter" and "smile" in Barbary macaques (*Macaca sylvanus*). Ethology 91: 220–236.
7. von Hooff, J.A.R.A.M., and Preuscholft, S. (2003). *Laughter and smiling: the intertwining of nature and culture. In: Animal Social Complexity.* Edited by F.B.M. de Waal and P.L. Tyack. Cambridge, MA: Harvard University Press, pp. 260–287.
8. Palagi, E. (2006). Social play in bonobos (Pan paniscus)

and chimpanzees (Pan troglodytes): implications for natural social systems and interindividual relationships. *Am. J. Phys. Anthropol.* 129: 418–426.

9. Palagi, E. (2008). Sharing the motivation to play: the use of signals in adult bonobos. *Animal Behav.* 75: 887–896.

10. Palagi, E. (2009). Adult play fighting and potential role of tail signals in ring-tailed lemurs (Lemur catta). *J. Comp. Psychol.* 123: 1–9.

11. Ross, M.D., Owren, M.J., and Zimmermann, E. (2010). The evolution of laughter in great apes and humans. *Commun. Integr. Biol.* 3: 191–194.

12. Palagi, E., Norscia, I., and Spada, G. (2014). Relaxed open mouth as a playful signal in wild ring-tailed lemurs. *Am. J. Primatol.* 76: 1074–1083.

13. Cordoni, G., Nicotra, V., and Palagi, E. (2016). Unveiling the "secret" of play in dogs (Canis lupus familiaris): asymmetry and signals. *J. Comp. Psychol.* 130: 278–287.

14. Graziano, M.S.A. (2008). *The Intelligent Movement Machine.* New York: Oxford University Press.

15. Provine, R.R. (2001). *Laughter: A Scientific Investigation.* New York: Penguin.

第十四章

1. Ekman, P., and Friesen, W.V. (1972). *Emotion in the Human Face: Guidelines for Research and an Integration of Findings.* Oxford, UK: Pergamon Press.

2. Darwin, C. (1872). *The Expression of the Emotions in Man and Animals*. London: John Murray.

3. Andrew, R.J. (1963). The origin and evolution of the calls and facial expressions of the primates. *Behaviour* 20: 1–107.

4. Morgan, M.H., and Carrier, D.R. (2013). Protective buttressing of the human fist and the evolution of hominin hands. *J. Exp. Biol.* 216: 236–244.

5. Carrier D., and Morgan, M. (2014). Protective buttressing of the hominin face. *Biol. Rev. Camb. Philos. Soc.* 90: 330–346.

第十五章

1. Portwood, M. (2014). *Developmental Dyspraxia*: *Identification and Intervention*: *A Manual for Parents and Professionals*. New York: Routledge.

2. Ribolsi, M., Di Lorenzo, G., Lisi, G., Niolu, C., and Siracusano, A. (2015). A critical review and meta-analysis of the perceptual pseudoneglect across psychiatric disorders: is there a continuum? *Cogn. Process.* 16: 17–25.

3. Halligan, P.W, and Marshall, J.C. (1991). Left neglect for near but not far space in man. *Nature* 350: 498–500.

4. Rettew, D.C., and Pawlowski, S. (2016). Bullying. Child Adolesc. *Psychiatr. Clin. N. Am.* 25: 235–242.

5. Rogers, J.H. (1980). Romberg and his test. *J. Laryngol. Otol.* 94: 1401–1404.

6. Ferrè, E.R., and Haggard, P. (2016). The vestibular body: vestibular contributions to bodily representations. *Cogn.*

Neuropsychol. 33: 67–81.

7. Pfeiffer, C., Serino, A., and Blanke, O. (2014). The vestibular system: a spatial reference for bodily self-consciousness. *Front. Integr. Neurosci.* 8: 31. doi: 10.3389/fnint.2014.00031

8. Bremmer, F., Klam, F., Duhamel, J.R., Ben Hamed, S., and Graf, W. (2002). Visual-vestibular interactive responses in the macaque ventral intraparietal area (VIP). *Eur. J. Neurosci.* 16: 1569–1586.

9. Gabel, S.F., Misslisch, H., Gielen, C.C., and Duysens, J. (2002). Responses of neurons in area VIP to self-induced and external visual motion. *Exp. Brain Res.* 147: 520–528.

10. Fregly, A.R., Bergstedt, M., and Graybiel, A. (1967). Relationships between blood alcohol, positional alcohol nystagmus and postural equilibrium. *Q. J. Stud. Alcohol* 28: 11–21.

名词索引

图书在版编目（CIP）数据

我的脑袋里有个雷达：人脑如何演化出神奇的空间
监测系统 /（美）迈克尔·S.A.格拉齐亚诺著；张岭译
. -- 福州：福建教育出版社，2021.11
书名原文：The Spaces Between Us
ISBN 978-7-5334-9173-4

Ⅰ.①我… Ⅱ.①迈…②张… Ⅲ.①脑神经—普及
读物 Ⅳ.①R322.85-49

中国版本图书馆CIP数据核字(2021)第197930号

我的脑袋里有个雷达
Wode Naodaili You Ge Leida

作　　者：〔美〕迈克尔·S. A. 格拉齐亚诺　　　译　　者：张　岭
出 版 人：江金辉　　　　　　　　　　　　　　责任编辑：雷　娜
筹划出版：后浪出版公司　　　　　　　　　　　出版统筹：吴兴元
特约编辑：马　楠　　　　　　　　　　　　　　营销推广：ONEBOOK
装帧制造：墨白空间·杨和唐　　　　　　　　　经　　销：新华书店

出版发行：福建教育出版社
　　　　　（福州市梦山路 27 号　邮编：350025　http://www.fep.com.cn
　　　　　编辑部电话：0591-83726290　　发行部电话：0591-83721876/87115073，010-62027445）

印　　刷：天津创先河普业印刷有限公司　　　开　　本：889 毫米 × 1194 毫米　1/32
印　　张：8.5　　　　　　　　　　　　　　　字　　数：190 千字
版　　次：2021 年 11 月第 1 版　　　　　　　印　　次：2021 年 11 月第 1 次印刷
书　　号：ISBN 978-7-5334-9173-4　　　　　定　　价：66.00 元

读者服务：reader@hinabook.com 188-1142-1266
直销服务：buy@hinabook.com 133-6657-3072
投稿服务：onebook@hinabook.com 133-6631-2326
网上订购：https://hinabook.tmall.com/（天猫官方直营店）